EL CUBANITO

Magazine

Juegos para la Salud Mental
a lo Cubano.

DIVIÉRTETE Y APRENDE

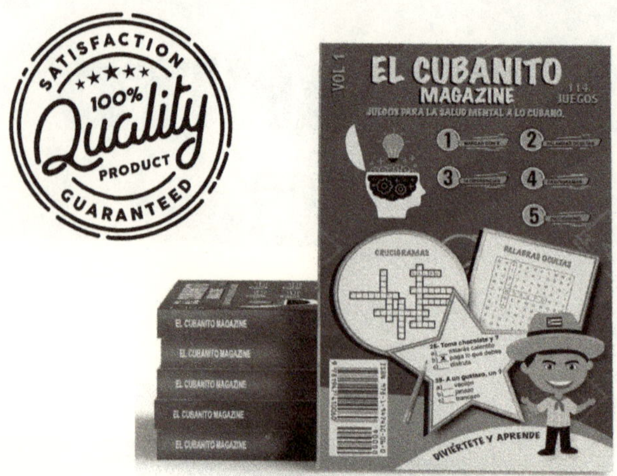

For quantity discounts to qualifying groups and organizations contact:
ventas@elcubanitomagazine.com

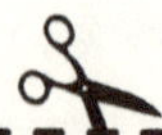

CONTENIDO

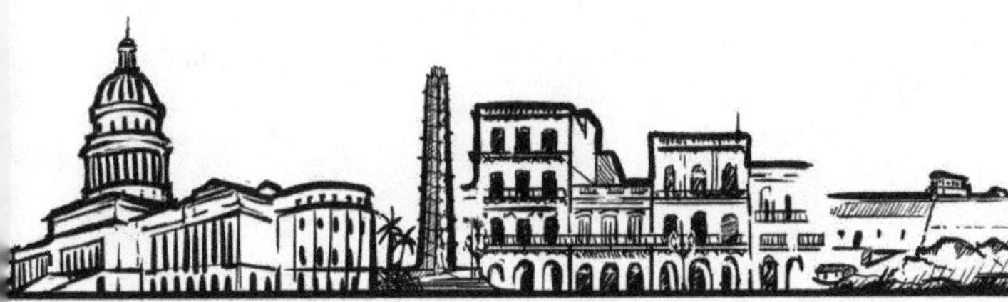

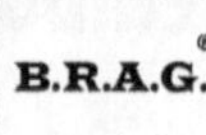

EL CUBANITO MAGAZINE
Juegos para la Salud Mental a lo Cubano.
www.elcubanitomagazine.com
Vol. 1 /2020.

Autor
Brayan Raul Abreu Gil

Distribución & Ventas
INGRAM SPARK & AMAZON

Zonas de Impresión
US - UK - AU

Areas de Ventas
America del Norte & Europa.
info@elcubanitomagazine.com

Editado & Publicado
MUNDO B.R.A.G. LLC.
info@mundobrag.com
2105 Vista Oeste St NW Suite E - 1021
Albuquerque, NM, 87120

B.R.A.G. ®
Marca Registrada
www.mundobrag.com

ISBN: 978-1-947410-06-0
Impreso en: EE.UU

EXONERACIÓN/ DESCARGO DE RESPONSABILIDAD:

El contenido de este libro está diseñado para el entretenimiento y el aprendizaje del argot cubano. No esta diseñado para que se conviertan en una persona ofensiva ni insultantes. El autor no asume ninguna responsabilidad respecto a la exactitud o integridad del contenido. La información incluida en este libro está basada en el estudio, la experiencia y los conocimientos del autor.

El autor no se hace responsable del uso o uso inadecuado de la información en esta obra o de ningún tipo de beneficios, pérdidas o daños materiales o comerciales que puedan surgir, incluyendo pero no limitándose a daños especiales, incidentales con secuenciales u otros daños de cualquier índole.

MARCA CON X
LA RESPUESTA CORRECTA.

DIVIÉRTETE Y APRENDE.
BUENA SUERTE!

Demuestra tus conocimientos, en este juego aprenderás la mayoría de los **Dichos** y **Refranes** más comunes usados por los cubanos.

NIVEL DE DIFICULTAD

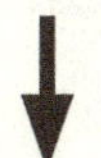

ALTA MEDIA BAJA

MARCA LO CORRECTO

1- En casa del herrero...?
a)___ una herrería
b)___ un hacha
c)___ cuchillo de palo

2- Agua que no has de beber...?
a)___ guardar para después
b)___ déjala correr
c)___ botarla

3- En un bizco, cuando un ojo fuma, qué hace el otro?
a)___ fumar también
b)___ mirar el panorama
c)___ espera el cabo

4- Para el gusto se hicieron...?
a)___ los sabores
b)___ los colores
c)___ los amores

5- A qué guarda la cáscara...?
a)___ a sus hojas
b)___ al palo
c)___ a los animales

6- Qué tiene el leopardo en su monte seco y pardo?
a)___ su comida
b)___ un abrigo
c)___ sus cachorros

7- Qué tengo yo, qué es más que lo que tiene el leopardo?
a)___ un buen amigo
b)___ una casa
c)___ una familia

8- Al pan con conserva de guayaba se le llama pan con...?
a)___ timba
b)___ guayaba
c)___ cubana

9- No importa que nazca ñato, lo que importa es...?
a)___ que lo quieran
b)___ que sea lindo
c)___ que respire

10- Quién es Angulo?
A)___ el carnicero
b)___ el que te partió el culo
c)___ tu mejor amigo

11- El que va a Morón?
a)___ pierde su pasaje
b)___ pierde el sillón
c)___ pierde el tren

12- El que mucho abarca...?
a)___ tiene mucho
b)___ poco aprieta
c)___ se queda con todo

MARCA LO CORRECTO

13- Cómo sale el hijo del majá?
a)___ pinto
b)___ feo
c)___ con escamas

14- Quién me quiere gobernar?
a)___ mis padres
b)___ María Cristina
c)___ mi pareja

15- Dónde estaba la pájara pinta?
a)___ volando
b)___ comiendo en su nido
c)___ sentada en su verde limón

16- Qué le sigue a: “Al que Dios se lo dio”... ?
a)___ que le sepa a gloria
b)___ San Pedro se lo bendiga
c)___ el sabe porque lo hizo

17- Lo que está para ti...?
a)___ tienes que buscarlo
b)___ nadie te lo quita
c)___ te lo merecías

18- A qué hora mataron a Lola?
a)___ a las 3
b)___ a la hora de almuerzo
c)___ a las 7

19- Niño que no llora...?
a)___ no lo regañan
b)___ no mama
c)___ sale a pasear

20- Ae, Ae, Ae la...?
a)___ cotorrona
b)___ chambelona
c)___ mariposona

21- De quién era el platanal?
a)___ de Bartolo
b)___ de la familia
c)___ de la empresa

22- Cómo terminó la fiesta del Guatao?
a)___ todos borrachos
b)___ con mucha gente
c)___ en bronca

23- De dónde son los cantantes?
a)___ son de la loma y cantan en llano
b)___ son del llano y cantan en a loma
c)___ de la ciudad

24- Cómo quien voló?
a)___ como la pájara pinta
b)___ como Matías Pérez
c)___ como un papalote

MARCA LO CORRECTO

25- Apunta para el Morro y tira para...?
a)___ la cabaña
b)___ su eje
c)___ la fortaleza

26- Toma chocolate y...?
a)___ estarás calentito
b)___ paga lo que debes
c)___ disfruta

27- Jorobita, jorobita, lo que se dá...?
a)___ se regalo
b)___ no se quita
c)___ es para siempre

28- Flor amarilla, flor colorá, si tienes vergüenza...?
a)___ no te arrepentirás
b)___ ven y dímelo ya
c)___ no me hables mas

29- Relajo si, pero con...?
a)___ autoridad
b)___ precaución
c)___ orden

30- Qué le dan al Macao para que suelte?
a)___ comida
b)___ candela
c)___ cobija

31- A falta de pan ¿qué se come?
a)___ casabe
b)___ la comida de la abuela
c)___ lo que se encuentre

32- Están acabando con la quinta, y con los...?
a)___ sanos
b)___ malos
c)___ mangos

33- A dónde quieren meter la Habana?
a)___ en Guanabacoa
b)___ en el centro
c)___ en la historia

34- Mono vé...?
a)___ mono lo cree
b)___ mono no ve
c)___ mono hace

35- A cada santo le llega...?
a)___ su hora
b)___ su momento
c)___ su destino

36- Te pones como la mesa del Coppelia, pegajosa y…?
a)___ apestosa
b)___ con mucho churre
c)___ llena de mosca

MARCA LO CORRECTO

37- Rema que aquí...?
a)___ no hay pescados
b)___ no pica
c)___ hace mucho frio

38- El chismoso no puede ser...?
a)___ ciego
b)___ sordo
c)___ mudo

39- A un gustazo, un...?
a)___ vacilón
b)___ janazo
c)___ trancazo

40- Al mal tiempo...?
a)___ Buscamos una sombrilla
b)___ Buena cara
c)___ Nos preparamos

41- A qué hora suena el cañonazo...?
a)___ a las 12
b)___ a las 9
c)___ a las 3

42- A quién tumbó la mula...?
a)___ a Maria
b)___ a Antonio
c)___ a Genaro

43- A que se le da la patada...?
a)___ al perro
b)___ a la lata
c)___ a la pared

44- De dónde era el caballero...?
a)___ de la loma
b)___ de la ciudad
c)___ de París

45- De quién es la mujer que camina así...?
a)___ de Lazaro
b)___ de Antonio
c)___ de Juan

46- Que cosa le zumba...?
a)___ el mango (o merequetén)
b)___ la sandunga
c)___ la fiesta

47- Quién es el peor ciego...?
a)___ el que no escucha consejos
b)___ el que no quiere ver
c)___ el que no camina

48- Que le paso a Chacumbele...?
a)___ la despidieron
b)___ la entregaron
c)___ la mataron

MARCA LO CORRECTO

49- Quién le dio a Borondongo...?
a)___ la mujer
b)___ Songo
c)___ Bernabé

50- A quién dejaron sin plumas y cacareando...?
a)___ a la gallina fina
b)___ al gallo de Morón
c)___ a los pollitos

51- Quién le tapo la cueva a los majases...?
a)___ los cantantes
b)___ Felipe Blanco
c)___ el manisero

52- Una cosa es con guitarra, y la otra es...?
a)___ con trompeta
b)___ flauta
c)___ con violín

53- Cómo se llama la costra de arroz que se pega al caldero...?
a)___ arroz
b)___ raspa
c)___ arroz pegado

54- Que no quita lo cortes...?
a)___ lo audaz
b)___ la inteligencia
c)___ lo valiente

55- Perro que ladra...?
a)___ no come
b)___ no muerde
c)___ hace ruido

56- Qué le pasa al camarón que se duerme...?
a)___ se lo lleva la corriente
b)___ se lo comen
c)___ cualquier cosa

57- Por qué cosa yo conozco al pájaro...?
a)___ por lo que come
b)___ por la caga
c)___ por las plumas

58- Qué quiere este huevo...?
a)___ sal
b)___ pimienta
c)___ que se lo coman

59- Aunque la vistan de seda...?
a)___ come plátano
b)___ hermosa será
c)___ mona se queda

60- Éramos pocos y...?
a)___ pero llegaron muchos
b)___ pero se lleno
c)___ parió Catana

MARCA LO CORRECTO

61- Más vale precaver...?
a)___ para que no nos descubran
b)___ que tener que lamentar
c)___ para no perder

62- Con qué quieres tapar el sol...?
a)___ con un dedo
b)___ con la luna
c)___ con la mano

63- Al que no le guste, qué tiene que tomar...?
a)___ tres tazas
b)___ jarabe
c)___ tila

64- Si cocinas como caminas...?
a)___ me caso contigo
b)___ me como hasta la raspita
c)___ me enamoro

65- Qué lava una mano...?
a)___ el carro
b)___ los platos
c)___ la otra

66- Qué hace la escobita nueva...?
a)___ suelta pelos
b)___ barre bien
c)___ limpia todo

67- Árbol que nace torcido...?
a)___ lo cortan
b)___ jamás su tronco endereza
c)___ no da sombra

68- Para dónde va uno cuando cambia de palo...?
a)___ para la casa
b)___ para el monte
c)___ pa rumba

69- Lo que no mata, qué hace...?
a)___ te hace mal
b)___ te infecta
c)___ engorda

70- De quién nos acordamos cuando truena...?
a)___ de la tormenta
b)___ de Santa Bárbara
c)___ del mal tiempo

71- ...El que a buen árbol se arrima?
a)___ será afortunado
b)___ tendrá suerte
c)___ buena sombra lo cobija

72- Quien hizo la ley, también hizo...?
a)___ los deberes
b)___ la trampa
c)___ los problemas

MARCA LO CORRECTO

73- Que le sigue a, Tin Marín...?
a)___ de dos pingüe
b)___ de ajonjolí
c)___ del maniquí

74- Porque sabe el diablo más que por ser diablo...?
a)___ por sus poderes
b)___ por viejo
c)___ por sus actos

75- Hijo de gato...?
a)___ toma leche
b)___ come pescado
c)___ caza ratón

76- Cómo se van en la guagua de San Fernándo...?
a)___ todos apretados
b)___ algunos parados
c)___ un ratico a pie y otro caminando

77- Caballo grande...?
a)___ come mucho
b)___ ande o no ande
c)___ corre más rápido

78- El muerto alante y la gritería ...?
a)___ alta
b)___ atrás
c)___ baja

79- De quién era la gatica que tiraba la piedra y escondía la mano...?
a)___ de Josefa
b)___ de Esperanza
c)___ de María Ramos

80- El muerto al hoyo, y el vivo ...?
a)___ de fiesta
b)___ al pollo
c)___ viviendo

81- Cuándo cultivo una rosa blanca...?
a)___ en junio como en enero
b)___ en el patio de la escuela
c)___ en el campo

82- Más fácil se coge a un mentiroso que a un...?
a)___ chismoso
b)___ cojo
c)___ niño

83- El que nació para carpintero...?
a)___ nació con talento
b)___ ama la madera
c)___ del cielo le caen los clavos

84- Hay que poner la yagua antes que ...?
a)___ llegue el ciclón
b)___ se la roben
c)___ caiga la gotera

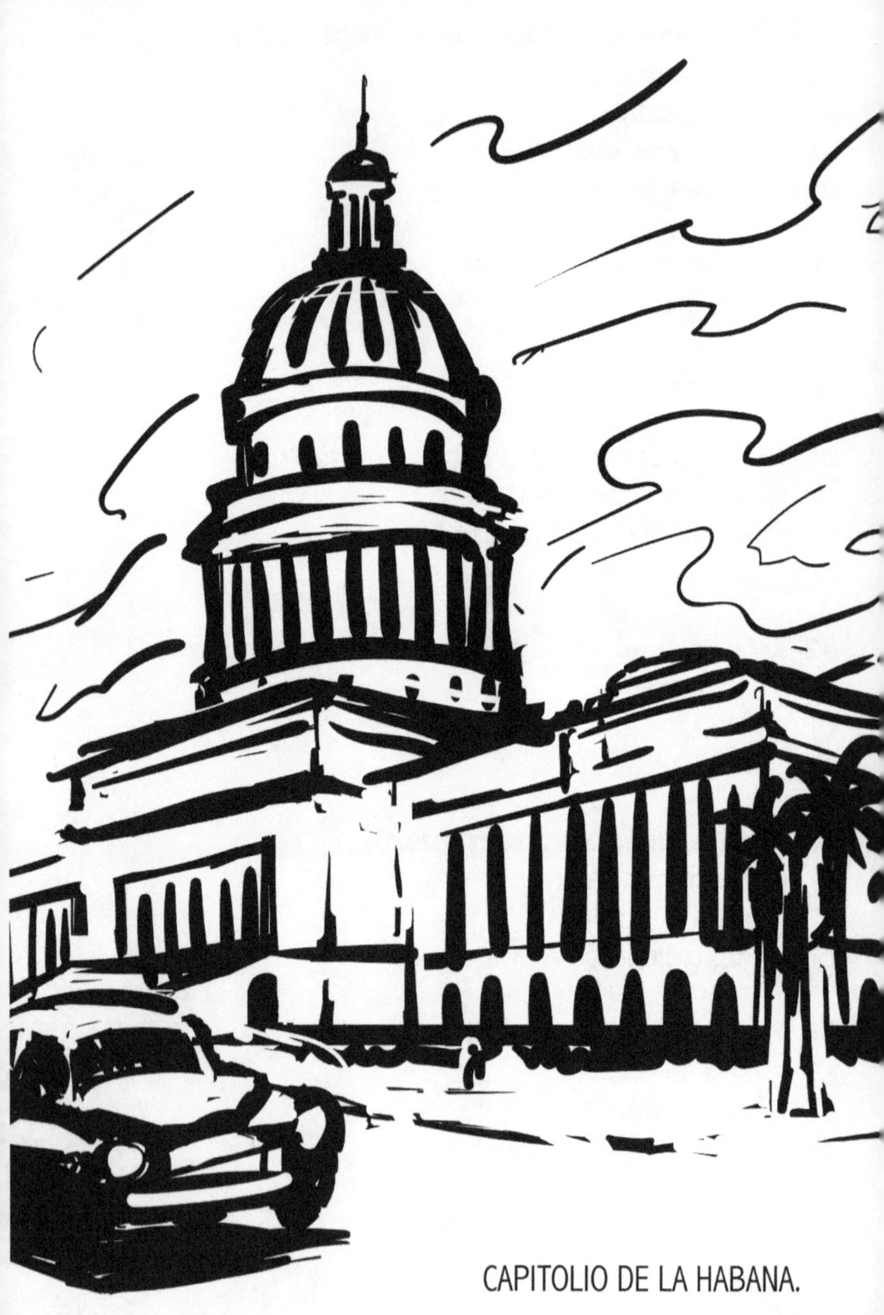

CAPITOLIO DE LA HABANA.

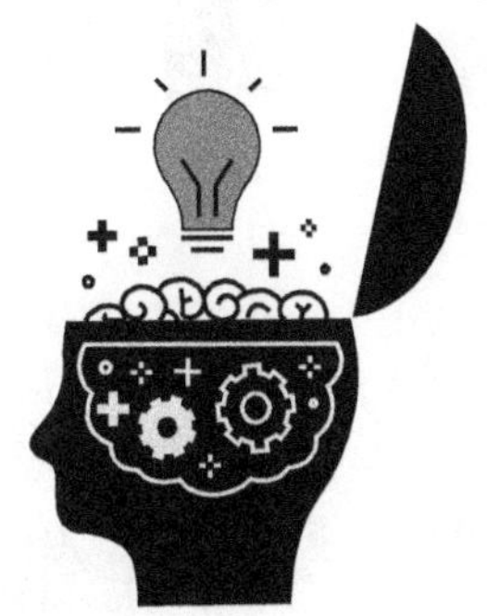

ENCUENTRA LAS

PALABRAS OCULTAS.

¡BUENA SUERTE!

Cada juego tiene palabras ocultas que las encontrarás leyéndolas en **linea recta**, **hacia adelante**, **atrás**, **arriba**, **abajo** y en **diagonal**.

NIVEL DE DIFICULTAD

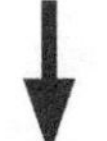

ALTA **MEDIA** **BAJA**

1

- ☐ RASTRERO
- ☐ GUARIGUARI
- ☐ EMBARCAO
- ☐ FAROL
- ☐ OSTINAO
- ☐ ESTILLA
- ☐ DEFONDAO
- ☐ ZÁNGANO
- ☐ ABRACAR
- ☐ GANGARRIA
- ☐ CABULLA
- ☐ QUITAO
- ☐ SORUYO
- ☐ BAJICHUPA
- ☐ JAMA
- ☐ LAGUES
- ☐ CHANCHULLO
- ☐ PÁFATA
- ☐ SALACIÓN
- ☐ VILLALLA
- ☐ ÑAME
- ☐ YAYAI
- ☐ INFLAR
- ☐ MILORDO
- ☐ COMEGOFIO
- ☐ MAJACIAR
- ☐ TACASILLO
- ☐ ATERRILLAO
- ☐ HECHONGO
- ☐ NANANINA

Q	U	I	T	A	O	K	P	A	P	I	I	N	F	L	A	R	H	C	E
É	M	É	S	E	W	G	Z	U	R	F	P	G	L	Í	F	F	E	H	C
D	Ó	H	G	A	M	O	N	F	F	Q	U	F	P	Y	P	O	C	A	A
E	Ñ	R	H	V	L	B	V	Y	A	V	É	K	M	Ñ	A	L	H	N	H
F	Ó	I	M	Á	Z	A	A	Í	F	R	S	H	Ú	A	C	A	O	C	H
O	C	Q	M	K	Z	W	C	R	Ü	J	O	Ó	V	M	K	G	N	H	Z
N	A	Í	Í	G	S	L	O	I	C	Ó	J	L	D	E	X	U	G	U	X
D	B	P	R	D	E	R	Ñ	E	Ó	A	Ó	N	Q	X	E	E	O	L	N
A	U	G	R	W	A	C	C	P	V	N	O	Ú	L	U	Á	S	É	L	P
O	L	P	A	Í	T	Á	Í	C	O	M	E	G	O	F	I	O	S	O	B
Á	L	G	S	Ñ	E	J	B	M	P	G	J	P	Á	F	A	T	A	É	X
V	A	U	T	T	R	Q	G	M	Ó	Ü	H	X	Á	M	Ñ	Ú	Ñ	Ü	Á
E	Ñ	A	R	A	R	C	X	I	S	C	Ñ	B	S	Á	W	Í	Ú	M	I
K	X	R	E	C	I	S	Ñ	Z	D	Ü	A	Á	X	X	J	A	M	A	É
Z	A	I	R	A	L	Y	Í	Ü	N	A	N	A	N	I	N	A	D	Ñ	E
U	B	G	O	S	L	Z	R	M	T	D	T	H	M	Ú	C	C	L	I	E
E	R	U	I	I	A	Y	S	O	M	G	P	D	P	A	Á	Z	Ú	Í	S
Ü	A	A	A	L	O	O	S	T	I	N	A	O	G	Ó	T	S	U	W	T
E	C	R	Ñ	L	Q	O	Y	M	Z	Á	N	G	A	N	O	M	Á	K	I
U	A	I	É	O	I	M	A	J	A	C	I	A	R	I	Y	I	X	U	L
B	R	W	Y	Í	Y	O	V	I	L	L	A	L	L	A	M	L	S	Í	L
H	C	K	A	V	T	Ó	O	R	R	Ó	A	H	E	I	O	O	Q	P	A
A	Y	A	Y	A	I	C	Ü	B	P	É	A	Z	K	G	Y	R	Ú	Z	K
Í	Z	N	C	A	F	G	A	N	G	A	R	R	I	A	Á	D	O	J	H
N	X	O	Q	G	Y	N	É	V	Ñ	J	O	F	Ü	T	R	O	Ú	Y	M
B	A	J	I	C	H	U	P	A	Ü	I	Z	Q	S	O	R	U	Y	O	V

2

- ☐ ACABALLAR
- ☐ PENCO
- ☐ RETOZAR
- ☐ TACO
- ☐ MASETA
- ☐ TÁNGANA
- ☐ LIMA
- ☐ PUYITAS
- ☐ CAFRE
- ☐ BONCHE
- ☐ GUARICANDILLA
- ☐ PESCA
- ☐ SIRIMBA
- ☐ MOROPO
- ☐ PAPAZO
- ☐ DESCOJONARSE
- ☐ MAJOMÍA
- ☐ RENDIDOR
- ☐ NARRAS
- ☐ GALLETAZO
- ☐ TROVA
- ☐ JABUCO
- ☐ FIANA
- ☐ SICATERO
- ☐ VEJIGOS
- ☐ MARIACHI
- ☐ PUJO
- ☐ EMPINGAO
- ☐ CHANCLETERA
- ☐ BALLETA

A É H Z G Í D M A J O M Í A J S F G T Q
T N V B O N C H E X C M W Ó S I I A T K
Ñ Y Ú Z J Ú S W S É N S D B Z R B L Ó P
M N O P E S C A Í I L K W É X I Ó L Í W
S A L H Y A T L A F C Á A M O M Z E P T
V Á S W Í É A H Z Z H A P G T B Ú T U K
S J F E Ñ R C L Í Ó B W T P Í A H A I P
T J É Í T W O É F D A A R E A X Ú Z É Q
X K E Q X A I J Ú J L A N R R P G O F U
B Ó P U Y I T A S A L Y W E Q O A R Ñ P
H E D Q É D E M Ú B E C B T T E K Z J T
B B É W Ú V Ü X S U T Ñ C O R R E H O Á
J S V S P L F N H C A Ñ M Z R S O Í C N
S L K W H O I U E O G Á G A I Ü G V Í G
J H P S W H I M I G G J Á R Ú Ü Ñ C A A
P V N M Ñ Ü H H A L T E S Z Ó C A M C N
Ü E Ú G U A R I C A N D I L L A E S P A
Q J N Ü Ó D E S C O J O N A R S E B V P
Q I W C H G Q L Ó D Í S I Ó M M W I W R
Ñ G Z Z O V H Y M A R I A C H I X M E Y
H O K O P R E N D I D O R F Í C E O C R
U S Ñ Ü F Ü L Q P U J O H O E Y G R A N
H G Í J H R A C A B A L L A R Ñ Í O F O
E X É É H F I A N A L N A R R A S P R Ó
T Y C H A N C L E T E R A V G T M O E Ó
D G L B P E U Á E M P I N G A O B Y A Ú

PALABRAS OCULTAS

3

- ☐ TROMPÓN
- ☐ CULICAGAO
- ☐ SOLAVÁYA
- ☐ MATAVACA
- ☐ MUSICAL
- ☐ PICUENCIA
- ☐ MEROLICO
- ☐ CUJE
- ☐ DESCARGUITA
- ☐ SANACO
- ☐ FILTRO
- ☐ CHAPERÓN
- ☐ ENMOÑAO
- ☐ PISAR
- ☐ ACOJONAO
- ☐ CAÑONA
- ☐ APURRUÑAR
- ☐ PAJUATO
- ☐ CABALLITO
- ☐ BEROCOS
- ☐ ALMENDRÓN
- ☐ MOCONGO
- ☐ GUÁJARO
- ☐ FAJASÓN
- ☐ POPIS
- ☐ MANGÓN
- ☐ PAQUETERO
- ☐ ESCAPAO
- ☐ TIBOL
- ☐ DICHABAO

Ú H R Q A Ü Ú K D N Ü J A O E P V U G A

I H D A T F X Q C Ó Ó N N D A T Ñ X P L

I Q F D D N Y É Z H E R V E Ú Á H N I M

E U Ü A Á I F N Q M A N J S K W P Á C E

F S R C J T C H T T D P R C H M É C U N

Ñ H C É G A É H B Q T Á E A S R P U E D

J V Ó A Ó U S U A B A E C R J A B L N R

H N Á E P X Á Ó Y B H Á J G Ó G P I C Ó

Ú W C U N A Q J N V A L W U K N X C I N

Ü É J Y R N O L A X W O N I N S P A A R

Í I Ñ Ú N Ú Í Ú V R V Í O T S P A G P R

E N M O Ñ A O I K L O J I A P T C A Ü U

W V L S O L A V Á Y A M S N A G O O O Y

M Ú P I S A R L Ü Z É U C I Q T J O I G

V A F I D B E R O C O S A P U R O V Ü R

A É T Ó Ü M K C H P B I B T E O N Ñ I S

P Q Q A T D V O M Ó Á C A C T M A W I Ñ

U L A Ó V S O Ü O M E A L Ú E P O I M O

R V Y Ú V A Z B C Ñ K L L Y R Ó Y Ó A P

R Ó Ñ G U W C P O P I S I Ñ O N Z Í N A

U M G Z P L Ó A N F I L T R O N Y N G J

Ñ S A N A C O U G J Ñ T O I J Ü N H Ó U

A Ñ Ó O J M S F O K Ü O P K Q Ó I Y N A

R C U J E V Á X M E R O L I C O Ñ Í C T

R W W V L P T T I B O L U Í Q Ó G Z F O

T W U H Q Ü M C A Ñ O N A Ó É T Ú U Z N

PALABRAS OCULTAS

4

- ☐ TRAQUETEO
- ☐ COBA
- ☐ COMEMIERDA
- ☐ APENCAO
- ☐ PICÚA
- ☐ SINGAO
- ☐ TÁFATA
- ☐ MASACOTE
- ☐ TRACATÁN
- ☐ RASTRA
- ☐ GUATACA
- ☐ ENCABRONAO
- ☐ REPRENDÍO
- ☐ AMPANGA
- ☐ PIQUETE
- ☐ MOSTRO
- ☐ FUÁCATA
- ☐ CROMITO
- ☐ MATRAQUILLA
- ☐ COMELATA
- ☐ ASISCAO
- ☐ GUANIQUIQUI
- ☐ CHIFLAO
- ☐ TINGOLA
- ☐ PATATÚN
- ☐ NAGÜE
- ☐ PIÑAZO
- ☐ CAGALITROSO
- ☐ BARCO
- ☐ ESPORNOSIN

C O M E L A T A P I C Ú A V E Ó R T Ü W

Á B U A Ú C Ü K Ú Ü L L S C Á Ú F N F P

N R P C E W C A J Ó Í C Q Ú G H E C U T

B A R C O O R Ñ M T R A Q U E T E O F W

R U M X G Ú O G J P M B Ñ Ü Q P C M T Ñ

T H R Z Y F M A V E A O V Ü M I B E I Ü

E Á Z B Z H I C X Z I N S H Ó Ñ F M N L

N F F S Q S T U S Ú A K G T E A O I G P

C C I A G K O F R D E S W A R Z K E O E

A Í D V T A Ú Q Z A N D I Y E O S R L S

B K G É S A Á G X J S L L S S T Z D A P

R B J Í V A Ñ P P U D T Q H C W B A Q O

O W L E E R M Ú K V É K R G S A Q Í V R

N R E P R E N D Í O Ü S O A Z N O W F N

A S Ñ Í A D P G U Y Í D M C U C Ó I U O

O D S A Ü P H U U H C R O O X Y Á Q Á S

X B Ñ T Ñ T R A C A T Á N B I A Ó M C I

P I Q U E T E Z A Í T V T A Y X P A A N

I Ú Í U A A J S R G A A A Q W M A S T O

M A T R A Q U I L L A J C I T G T A A Ü

Ü R M Ú Z P Í Q R S D P É A Ü É A C Í R

R G U A N I Q U I Q U I X U H Á T O M H

C W K D G Ú S V Z Z R Y A V H S Ú T K Ó

C H I F L A O P S Ó S I N G A O N E É A

N A X A P E N C A O Z D Á K Ü E D L Y E

O C A G A L I T R O S O N A G Ü E J T A

5

- ☐ CURRALO
- ☐ JIRIBILLA
- ☐ MANICHEAR
- ☐ MOLOTERA
- ☐ GAZNATÓN
- ☐ PESCOSÓN
- ☐ GAO
- ☐ CASUELERO
- ☐ PAPIRRIQUI
- ☐ NAGÜITOS
- ☐ ESCACHAO
- ☐ CANA
- ☐ BURUNDANGA
- ☐ CHOLA
- ☐ COMEBOLA

- ☐ JEVOSO
- ☐ GUAROSO
- ☐ CAMAJÁN
- ☐ CHARDO
- ☐ MUELERO
- ☐ MECANIQUERO
- ☐ DESCASCARARSE
- ☐ FIÑES
- ☐ JAMALICHE
- ☐ BOQUETERO
- ☐ AGUAJE
- ☐ AMBIA
- ☐ PELANDRUJA
- ☐ PATÓN
- ☐ BAYUSERO

P G M A N I C H E A R Ú Ñ Ú S R A F T H
H A U I G I L B C T J G D X P J F I V C
O V T A Y V É W U W E F E J P I J Ñ É W
M H W Ó R O É Q R Ó V T S H Q Ó É E R W
N T Q G N O M M R Y O C C M C M I S É J
Y A H E J E S L A I S C A E G Á C C É Á
O I G Ó S Ó V O L Y O H S C R C O P W C
S H O Ü R C Á J O E Ü A C A Y F M V W H
G J C U I O A W L É Ó R A N I I E M K O
A G W A Í T H C H N Y D R I É J B U J L
Z O H U N G O S H Ü J O A Q O P O E Á A
N J A R W A Ü S D A W F R U R K L L I L
A A B C Ü Ü K K O F O J S E É S A E E Q
T M É A A M B I A Q I X E R Ü P I R Ü F
Ó A I M Ü E N X Ü Ü V Ñ N O R I U O Ü E
N L P A M L J I R I B I L L A Ó É B Á I
Ú I A J L E M X Y V Q A K B G E J P M J
Í C P Á Á B O Q U E T E R O Ñ Ñ R P M Y
N H I N K Ó A Í L B A Y U S E R O Q N D
Q E R O É G É Ó B U R U N D A N G A A I
Ú H R A L A O Q P N Ó É Q X X Y M H G T
B G I C Ü O T T Y T O N Z R K N W Y U V
Ñ M Q F J X Z C A S U E L E R O P L A W
P V U C Ú U R P E L A N D R U J A S J J
Ñ U I M O L O T E R A Ú É M Ü I R R E K
Á J Z V Ü P Á Z Q P E S C O S Ó N H E E

PALABRAS OCULTAS

6

- ☐ SOCOTROCO
- ☐ DESPELOTE
- ☐ PINTA
- ☐ MECÁNICA
- ☐ PIANO
- ☐ PINGÚ
- ☐ PONINA
- ☐ COCOTAZO
- ☐ MATE
- ☐ EMBOLLAO
- ☐ CASINO
- ☐ BRETE
- ☐ CHEO
- ☐ PAREJERO
- ☐ RECHOLATA
- ☐ BEMBÉ
- ☐ PESCANDO
- ☐ GUARAPITOS
- ☐ FAJARSE
- ☐ SALVE
- ☐ EMBARAJAR
- ☐ CAMBOLO
- ☐ ASERE
- ☐ MECHAO
- ☐ FITA
- ☐ RUNRUN
- ☐ MOJONERO
- ☐ REBAMBARAMBA
- ☐ ATAPIÑAO
- ☐ JARTERA

PALABRAS OCULTAS

Í Ñ S Y R Í L C L G C Á U E R M Í Ú G Q
Í F A J A R S E E L C O C O T A Z O Í W
Y M Í Á D V Ü E M Í P B F Ó E S T U Ú L
G Q U U N E V V K Ú I J I O R C F V P D
Z E Z X K Ú S K U R N X T C U W R G E W
G G Z Q O L X P S P G Z A A N A K V S I
C Ü I I E A W R E A Ú P S M R T É T C Q
Y E M B O L L A O L L N Í B U Z É Ú A G
C Q Á L Á N V O É U O V Z O N Í J Ú N T
H P H J I J N A O L U T E L J Z D C D B
E A Ñ K P C A S I N O J E O K N A T O V
O R A T A P I Ñ A O Á Í B X B L T Ü C Í
O E O Z G Ñ A Ó É K P Ñ I E I Y F M A É
Ú J Á R U P I N T A Z Q W M M W Í C X E
U E K K N W X V Ó M E Á H K P B R E G A
É R Y O X B R E T E E S R Á Ú Í É O E U
L O T N Z R E B A M B A R A M B A T J M
Í M A T E U S B A S E R E P I A N O A O
F I I E Ó M E C Á N I C A A C Ú X E R J
V I Ñ Z K M Ó R E C H O L A T A H S T O
E J A H Í Ü X M E C H A O K Ñ Z D E E N
O K E M B A R A J A R M V Í T E O K R E
Z P O N I N A K G D Í V M C U Ü B Z A R
Y D M W N É S O C O T R O C O V G I S O
B N X O R H F V I R Í N Í T W I E Ú Ú G
J K G U A R A P I T O S I G Ú M N A L N

7

- ☐ POSTALEARSE
- ☐ BURUJÓN
- ☐ SOPENCO
- ☐ PESTÍFERO
- ☐ EMBULLAO
- ☐ MATUNGO
- ☐ TEMBA
- ☐ ANDINA
- ☐ TINGLAO
- ☐ VENIRSE
- ☐ ZAPINGO
- ☐ COJONÚ
- ☐ QUITRÍN
- ☐ PINCHA
- ☐ CUMBANCHA
- ☐ BERREARSE
- ☐ CHUPÓN
- ☐ MONJA
- ☐ SOPLAMOCO
- ☐ TRAPALERO
- ☐ PALA
- ☐ SANGRÓN
- ☐ TIMBIRICHE
- ☐ NOTA
- ☐ CAMELLO
- ☐ RESINGAR
- ☐ TARECO
- ☐ GUATACÓN
- ☐ FORRAO
- ☐ MAJADERO

D L W Ü Ó V V E R E S I N G A R R Q B R
H Y I T C Ú K B É W K Ü T A R E C O E Á
J X É S R W P U S R M S H S P T A J R G
Ú C C A S W A R P P A C H U P Ó N E R B
M A I N O U L U D T J E Ó Ú E A I V E É
O M A G P U A J Z I A A Ñ Ú S Ü E Z A T
N E G R L M R Ó Y N D T D Z T V M U R R
J L K Ó A Q W N E G E I N Ü Í J B F S A
A L Ñ N M S D Í P L R M L Í F K U D E P
B O D S O C N A G A O B Z Ñ E G L M Ó A
G S V L C P S S Y O G I M L R Y L E C L
C O Z D O K M Z Ñ I G R K Ñ O Z A R Ü E
C P M A T U N G O R U I Ñ I M F O F Q R
O E Ó D E É Ó Z F W A C Z Q N V Q A U O
J N Á E S Ñ T Ú W E T H V E N I R S E M
O C L Ó M Ó E Ü Z G A E Ú C M U M Ñ Í T
N O A Ü M Í Y É E C C Ú Q Ñ L M U T D P
Ú S A L Ú X N A T H Ó R U F Í H É Z G I
Y A N D I N A Ó M N N Í I Ó H Á H M K N
K W W L E Á Ó Í Z O U T T É N J F W É C
A Ñ R F O R R A O T Ú L R J U Ü W S M H
K E Í Í E Ó B Z Ü A A Q Í O Q T G V S A
Z A P I N G O Z S Q S A N R O Á G O Ú Ú
U X U Ú K C U M B A N C H A Y X Q M Á W
O Ü P O S T A L E A R S E W U U Ñ L Y É
G Z O K T E M B A N M E Ó M Ñ O I N B O

8

- ☐ REPINGAL
- ☐ TRAPICHANTE
- ☐ MUELA
- ☐ JUGÓ
- ☐ GUARACHERO
- ☐ GANDINGA
- ☐ CHIVA
- ☐ PARLE
- ☐ SALAO
- ☐ TONGA
- ☐ TIMBALES
- ☐ YUMA
- ☐ RELAJO
- ☐ BURUMBA
- ☐ QUIMBAR
- ☐ EMBARACUTEY
- ☐ DESCONCHINFLAO
- ☐ MONADA
- ☐ CAMPANA
- ☐ MATEMANGO
- ☐ TRASTE
- ☐ PEROL
- ☐ ATRABANCAR
- ☐ VIOLA
- ☐ ZURDO
- ☐ CATAO
- ☐ FULA
- ☐ RETORTERO
- ☐ ZOQUETE
- ☐ CONSORTE

K C O R U W V S G L G K F J F M L Ú Y W

S J O Ó E Q Q Ñ M T S É O V A U Y Ü K J

O K T M Ú P U P D C Á L R Ó A F L Í J S

S F R L R Ñ I Ú Y F B U C Ú É Q Ñ A U Ü

A D A O A J M N C Ú Ü R E L A J O G G Ó

L Ü S T A Q B N G A Q Í R I Ñ Z Ñ I Ó K

A O T Z R X A L K A T C H U W O C V K G

O U E D W A R N Ó Ó L A S O T Q L I W U

W R Y T E F B T G N V D O A É U É O É A

K F E D I M Ñ A E R S R Q Y G E Z L A R

Z M L T G M B Á N T Ú C Y Ñ Ú T E A F A

Z U T C O G B A D C G Ü H A É E S Z G C

Ü A R P A R F A R R A R U I É É W Ñ Í H

Q J W D C M T Ü L A A R Y F V V I T E E

É X X V O V P E O E C E V Í A A S O L R

I M O N A D A A R Q S U H Ó F E V N O O

Y U M A T É Ñ X N O D T T J D R C G X B

H É F F W L S W Ü A I Y S E É V Z A W U

J E N Ú L L T É J L Ú C O W Y É Ñ M H R

B X Y V Y D E S C O N C H I N F L A O U

P D K Ó K Y B T R A P I C H A N T E C M

V Ó C I R Z A H T B W U Ñ Ü N Q O C F B

U J Z N T V Ú É Ü M A T E M A N G O Ñ A

V G M É M U E L A M Ó F L Í P A R L E Á

P N Z T A Í P T E Y Ü C O N S O R T E V

O E K G A N D I N G A R R P E R O L N L

PALABRAS OCULTAS

9

- ☐ TRASTAZO
- ☐ PETATE
- ☐ ÑOÑO
- ☐ NAÍTA
- ☐ GUARA
- ☐ CHANCE
- ☐ APENDEJAO
- ☐ CORDEL
- ☐ ZANGANDONGO
- ☐ VIEJUCO
- ☐ SULFATARSE
- ☐ DICHABAR
- ☐ CROQUETA
- ☐ BATEO
- ☐ ENCOBAO
- ☐ AGARRAO
- ☐ ENCUERO
- ☐ REPELLAR
- ☐ JARANA
- ☐ RASPA
- ☐ FRITUNBARE
- ☐ MAREAO
- ☐ RIFLE
- ☐ BÁRBARO
- ☐ JUÉGALA
- ☐ POLÍN
- ☐ JEVITA
- ☐ PUNTO
- ☐ PITEAR
- ☐ MEDIA

E N C U E R O C S X T V I E J U C O K E
Q F R T D D W U Á D P M A G A R R A O N
J A R A N A S B D Í T O A C U Á D Q Ó C
G M A I Á N C H Q W R B L R O P V O W O
F R X Á T C O É G S A Á W Í E R A Ü X B
K U S A P U R Y Ñ J S R S T N A D Á Ó A
Ú T I O O S N U J O T B J D C P O E B O
M Ñ O Ñ O G J B S C A A R R U L Y Ü L C
P U N T O Í Á U A Y Z R S V A Ú U C S Z
C A W Ó P Ü É Ú É R O O O D Y S H X Ú Á
J N M Ü Ó K X T Í M E F N R Ú U H D T Á
É E Ñ O P Ó U Z Ó C Ü N I T K L Z H M A
O E V N C H A N C E I A K Ü E F A K Ó O
K Ü M I D M Ó G M V Ó Í W W É A N A O A
Ú G I M T U H U H C U T H Ú C T G N R P
K Ú T Z J A K A V Y Ñ A J D Ü A A X J Ü
T L I X K Ú Á R E P E L L A R R N O U P
D A Z S Q N W A J P O B Ü N C S D V É C
F E Y K R S K Z M Z A Z X E X E O Ú G R
K M E D I A P E N D E J A O Ü C N M A O
Á P Í M E G S Ó R H R I F L E Z G T L Q
P I T E A R E P S Í L É P X É X O Ú A U
G K X T V É J U A Y W B A T E O S R Q E
B X L Z Z Ó G Q Z I I C M R Ñ F Ó F U T
H A É R Í M B Á M Ó E P E T A T E M Ü A
D I C H A B A R U Í K E Y M S Ü F S V Ó

10

- ☐ ECOBIO
- ☐ GARABATO
- ☐ ESPURRUÑAR
- ☐ RASPADURA
- ☐ BOFE
- ☐ SIGILIAO
- ☐ GUACHA
- ☐ VACILÓN
- ☐ BRETERA
- ☐ META
- ☐ ANIVELAR
- ☐ DESGUABINAR
- ☐ TROMPÁ
- ☐ ATACAO
- ☐ TITINGÓ
- ☐ DESPINGAR
- ☐ MECHAR
- ☐ ACELERAO
- ☐ BARO
- ☐ PERCHA
- ☐ ENCOJONAO
- ☐ GUAYABA
- ☐ SURNA
- ☐ VACILAR
- ☐ DESTEÑIRSE
- ☐ FACHARÍN
- ☐ JODEDERA
- ☐ ANALFABURRO
- ☐ PINCHO
- ☐ KIKOS

P I N A E Ñ D B E I F M Z B M Ú T L Ü T

I R A W N W N B A Q Í R E M Ó E I N C U

N D Ó N D A T R W R É I Q T U R T Q É A

C E C N A V L Í Z D O D B F A Á I Ü W N

H S E A Y P I F E Y T Ü Q S P F N E E I

O G V P E R C H A B Ú P D A Á A G C Z V

H U M É Ü R Ó M G B R E T E R A Ó O Á E

Ú A J Q Á H Ñ F Ü B U P Ó D H Ü O B B L

G B O Ü O E Í W Ó Z O R Í F Á Ü F I U A

U I D D M H K X Ü N É X R C Í X É O B R

A N E A T Ú M E C H A R Ú O O Ü H A K Á

C A D S C T R O M P Á Z F E G I B F I É

H R E K V E Z T K Ü H G V N K S O R A Ñ

A G R I A M L Y Ñ F V R A C R I F A Á E

Z Y A K C K É E Q B T L C O V G E S L G

B H C O I H M Ñ R Q N U I J X I S P X A

Q Z I S L Ñ D P L A B C L O É L M A Ü R

K Ñ E Ó Ó L Z Ü F N O D A N Á I L D V A

W K X I N P M R N Z U Á R A C A S U É B

E S P U R R U Ñ A R I E P O D O I R I A

Q A Ó G Z G S U R N A Y V N I Ñ O A B T

G U A Y A B A A D E S P I N G A R Ó O O

D S E U É R D M Ó G V Ñ Ü J N X B O U N

T Í H G F A C H A R Í N J A T A C A O P

T E D E S T E Ñ I R S E E O Y É A D I O

G Ó Á X D Ó O V C C H D P U S D W Ú G Ñ

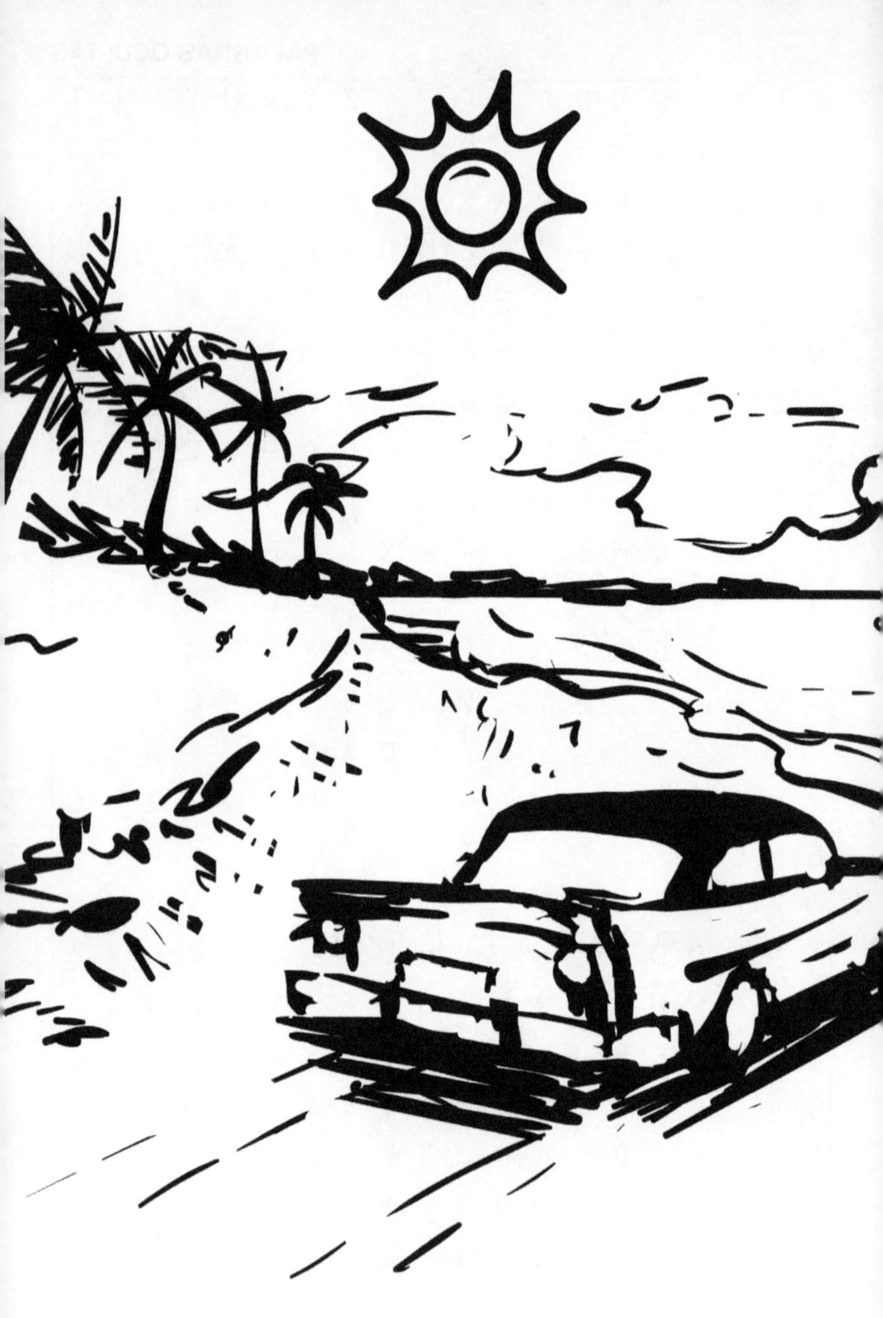

CUBA, LA PERLA DEL CARIBE.

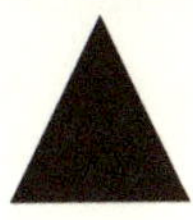

ENCUENTRA LAS 10 DIFERENCIAS.

¡BUENA SUERTE!

Este juego te ayuda a mejorar la **Percepción Visual** y la **Concentración**, estimulando la **Memoria Visual** y desarrollando la **Paciencia**, **Tenacidad** y la **Perseverancia**.

NIVEL DE DIFICULTAD

↓

ALTA **MEDIA** **BAJA**

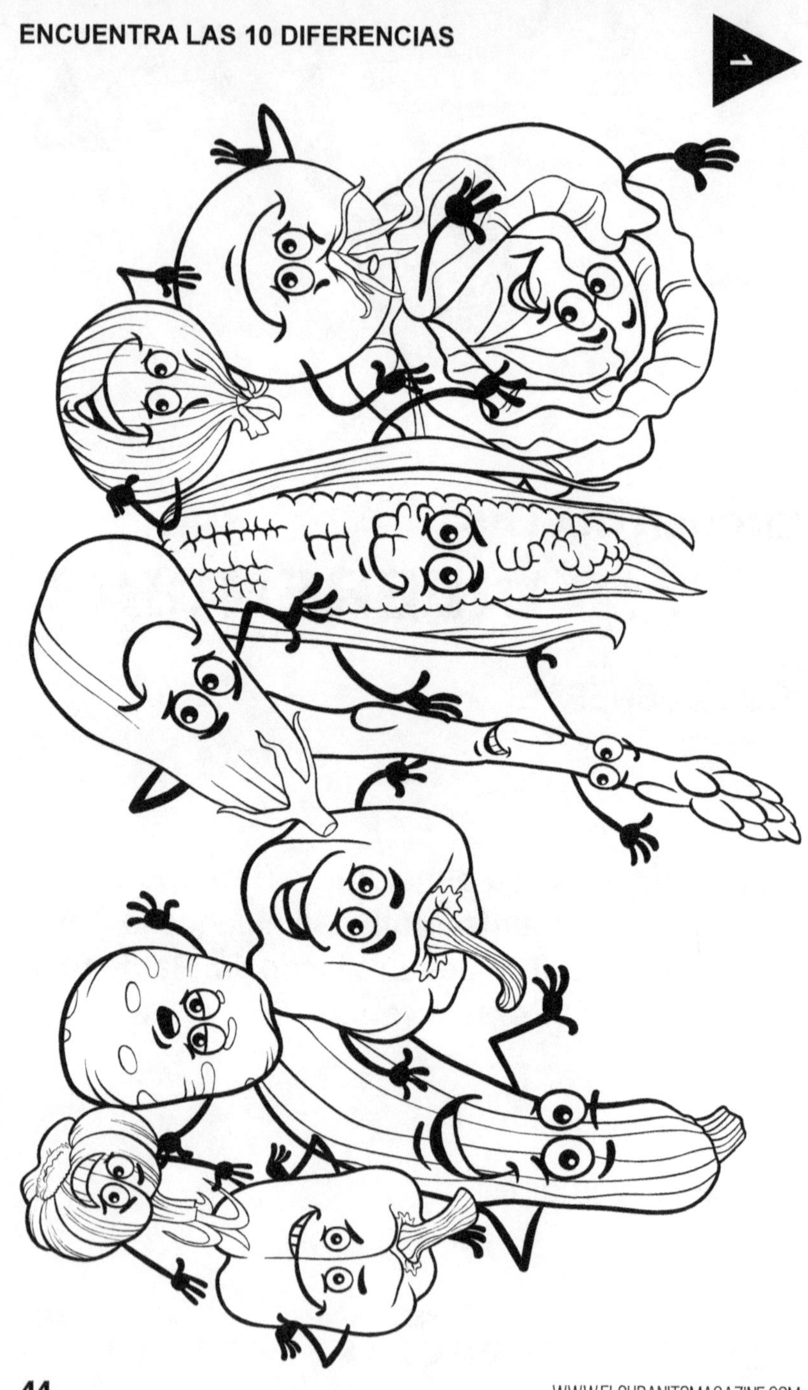
1

ENCUENTRA LAS 10 DIFERENCIAS

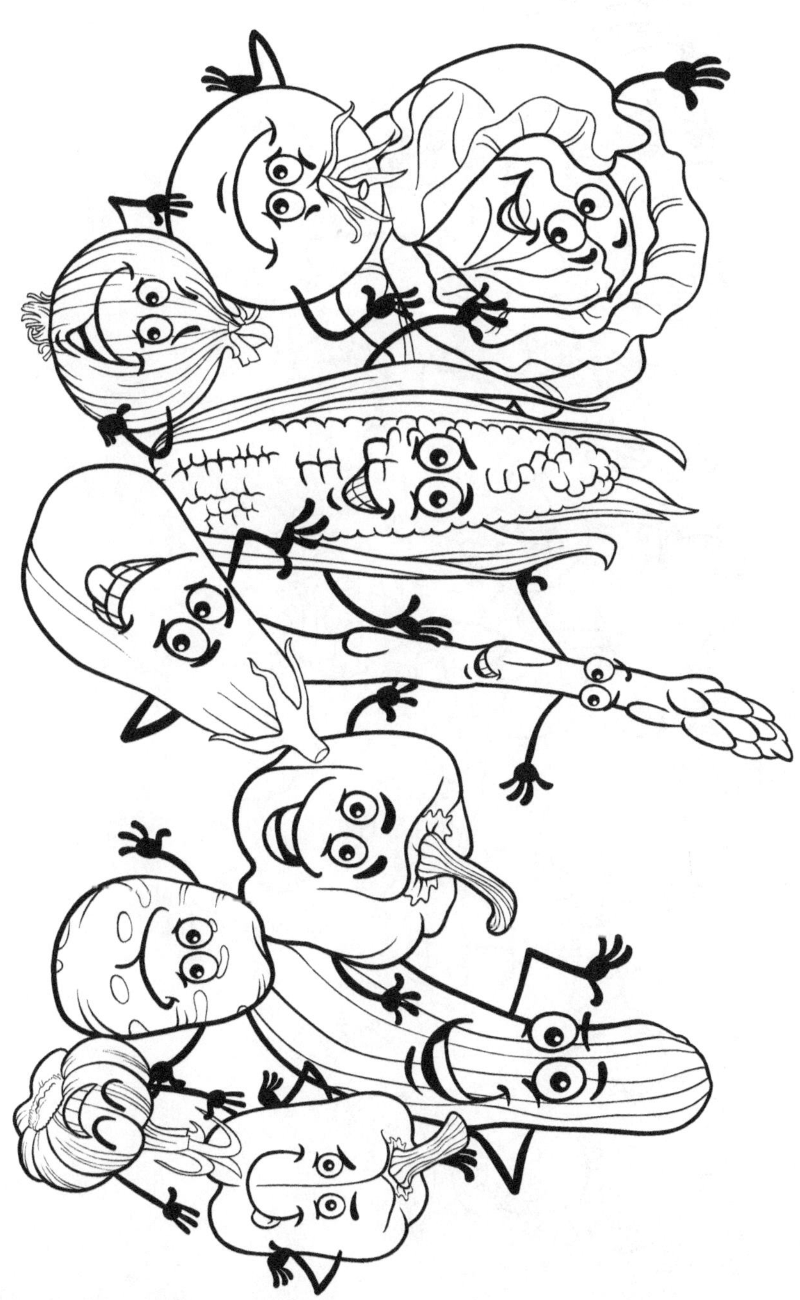

ENCUENTRA LAS 10 DIFERENCIAS

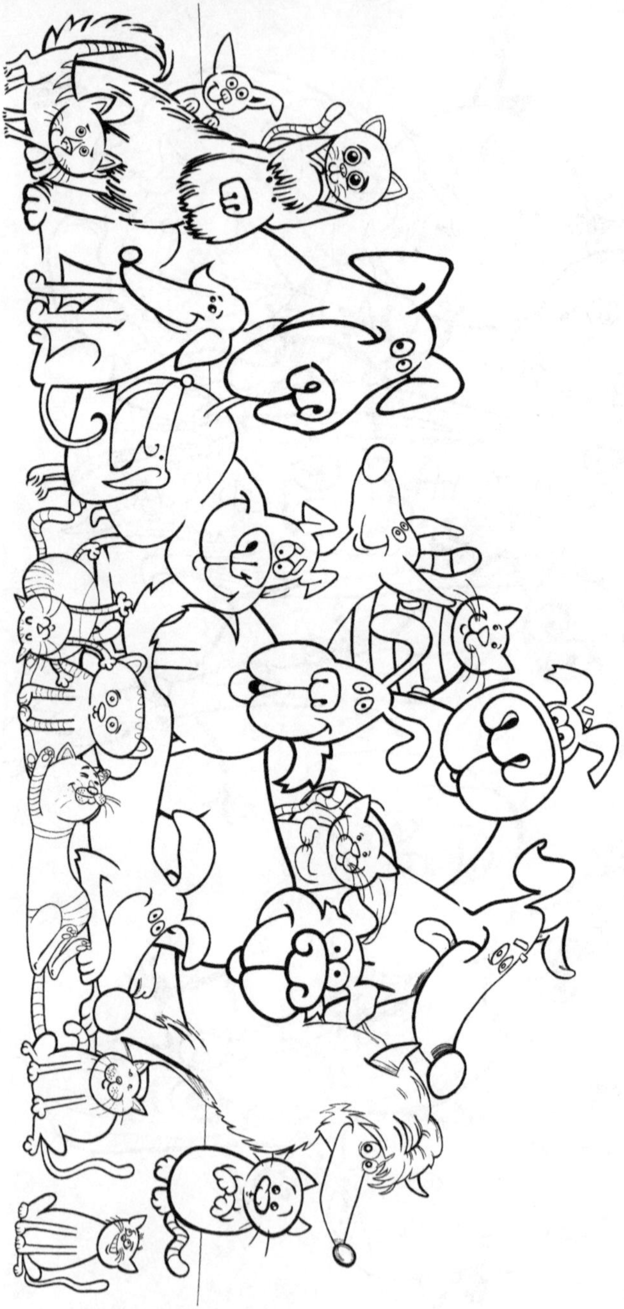

ENCUENTRA LAS 10 DIFERENCIAS

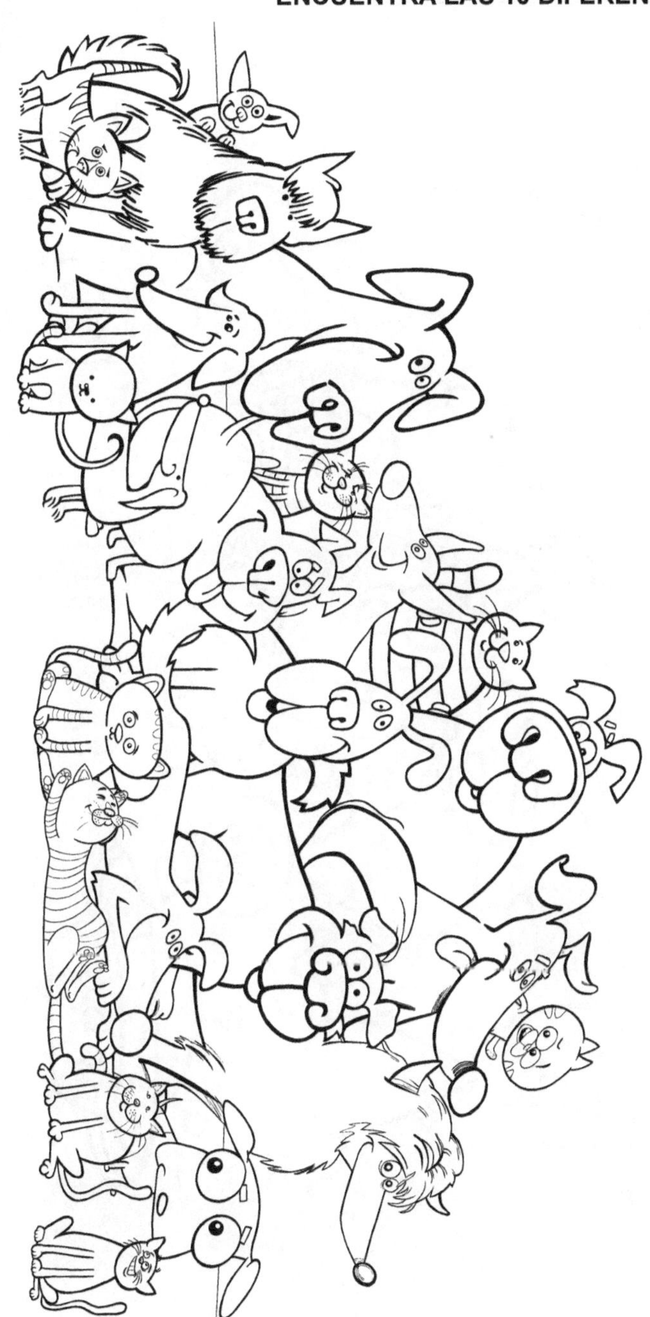

ENCUENTRA LAS 10 DIFERENCIAS

3

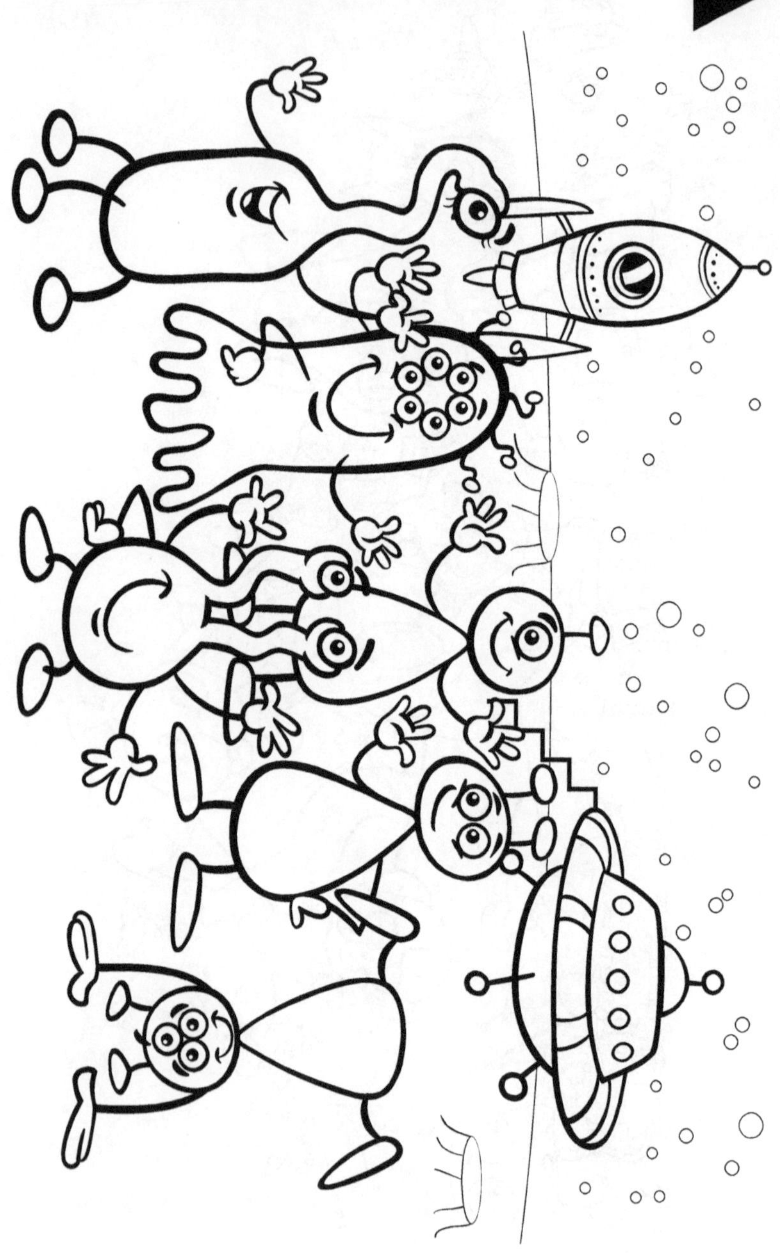

ENCUENTRA LAS 10 DIFERENCIAS

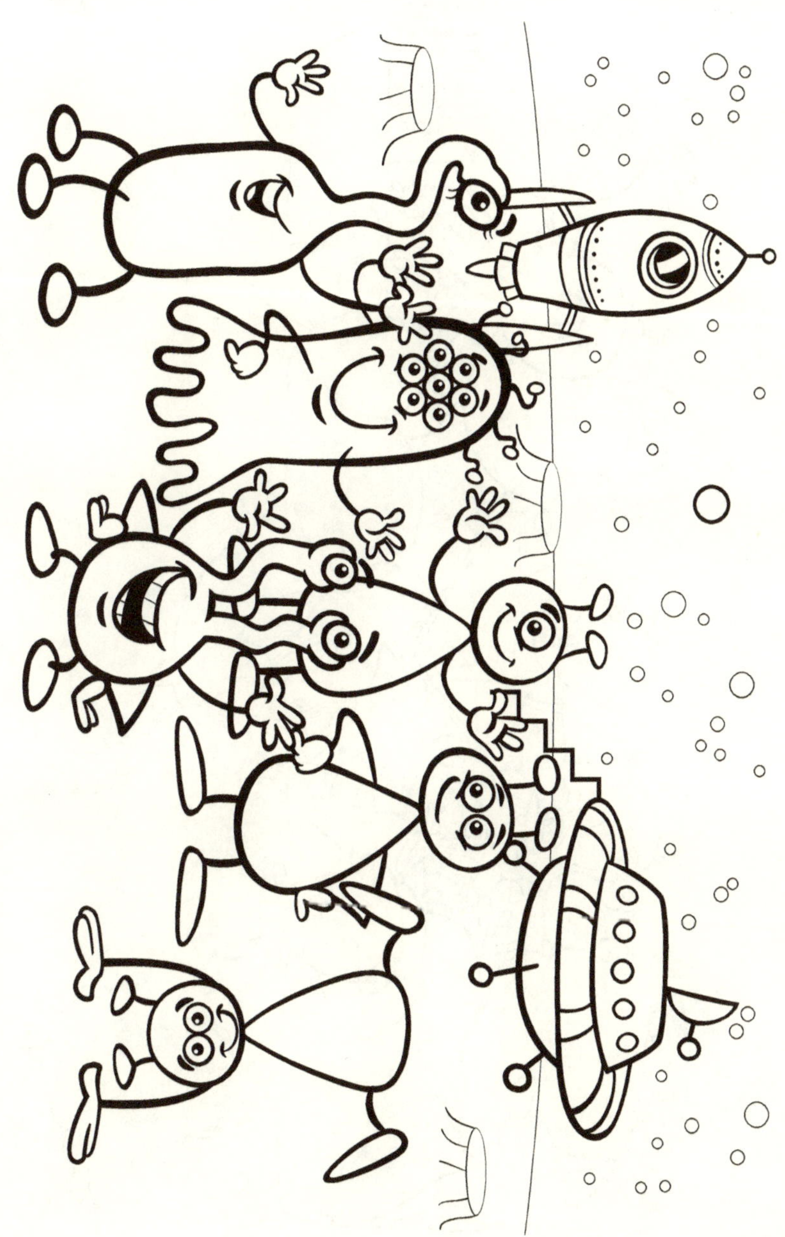

ENCUENTRA LAS 10 DIFERENCIAS

4

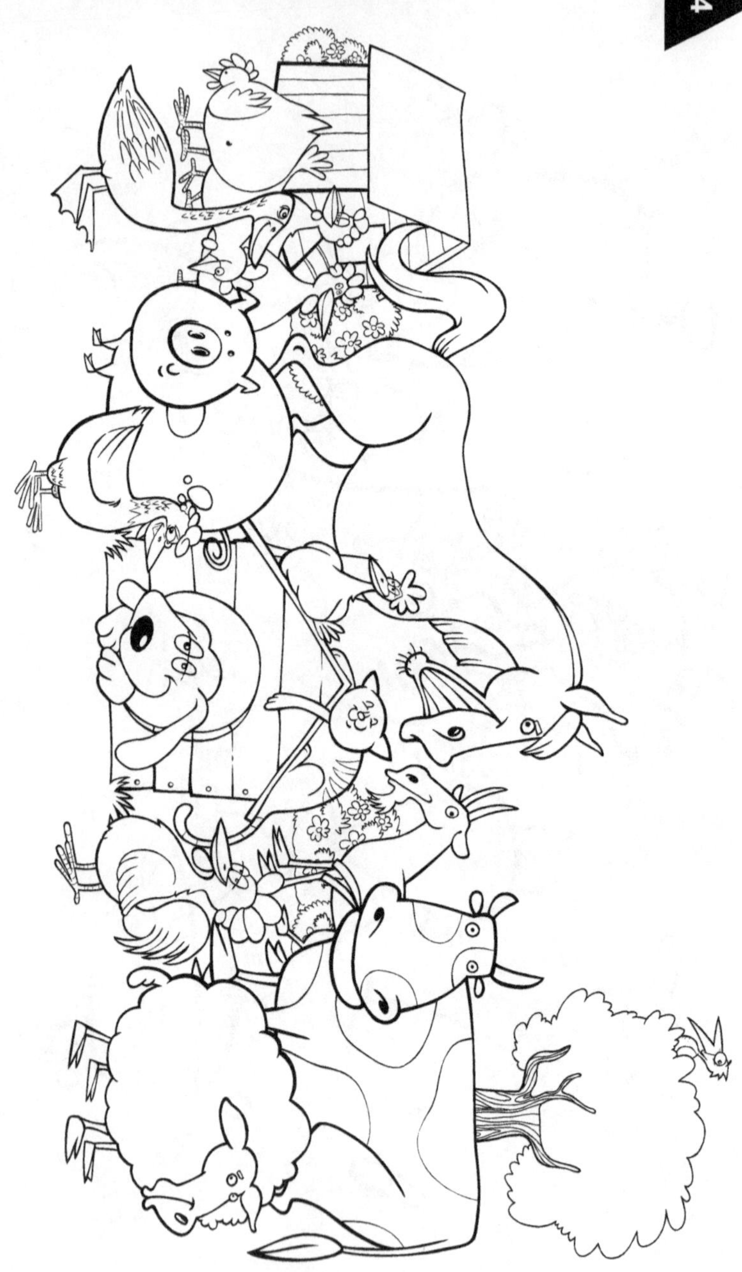

ENCUENTRA LAS 10 DIFERENCIAS

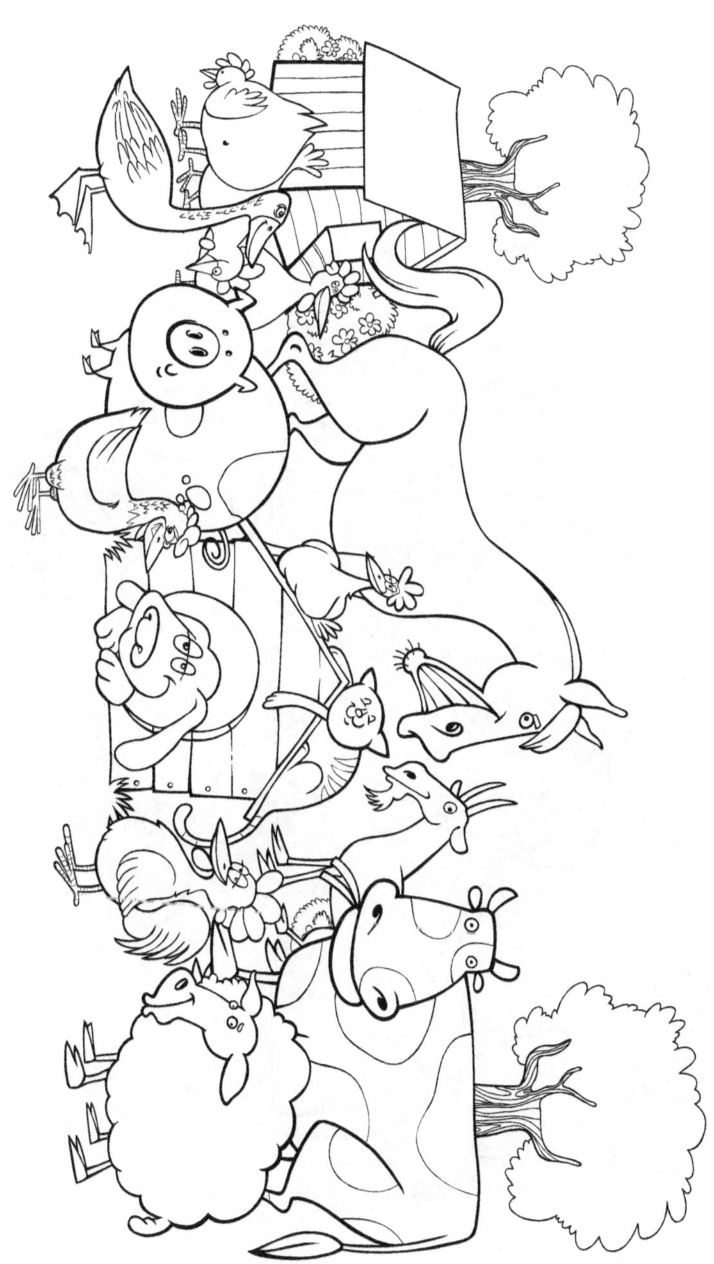

ENCUENTRA LAS 10 DIFERENCIAS

5

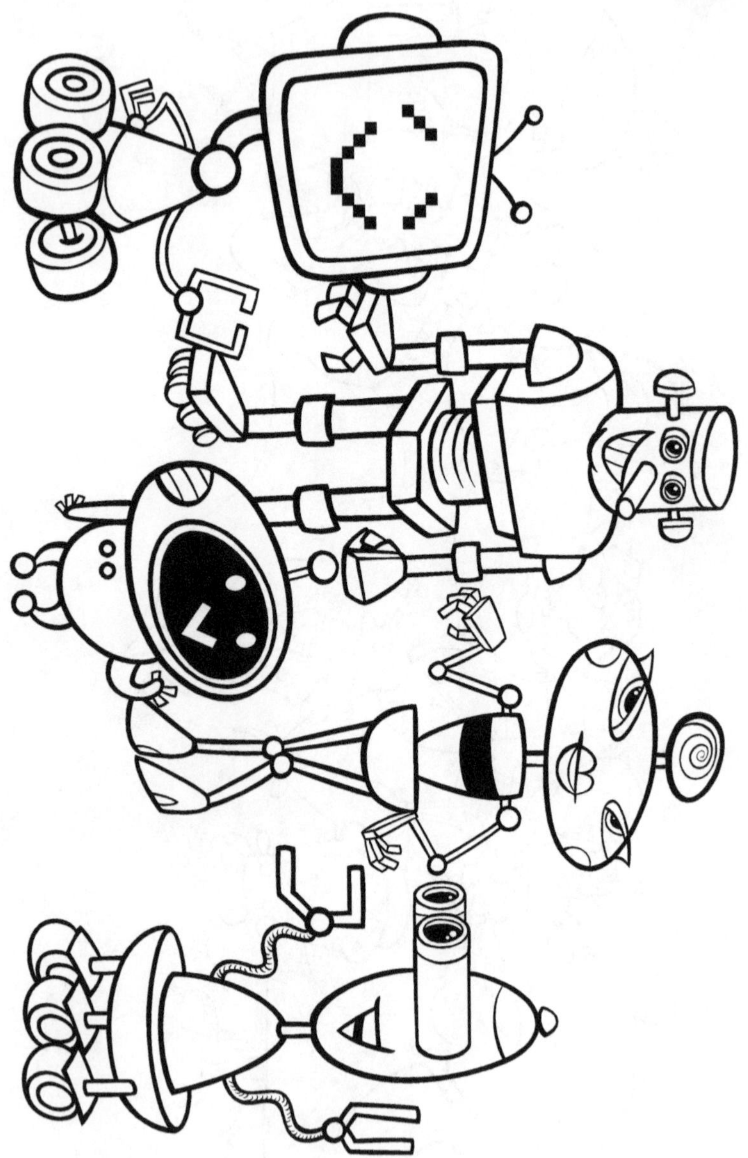

ENCUENTRA LAS 10 DIFERENCIAS

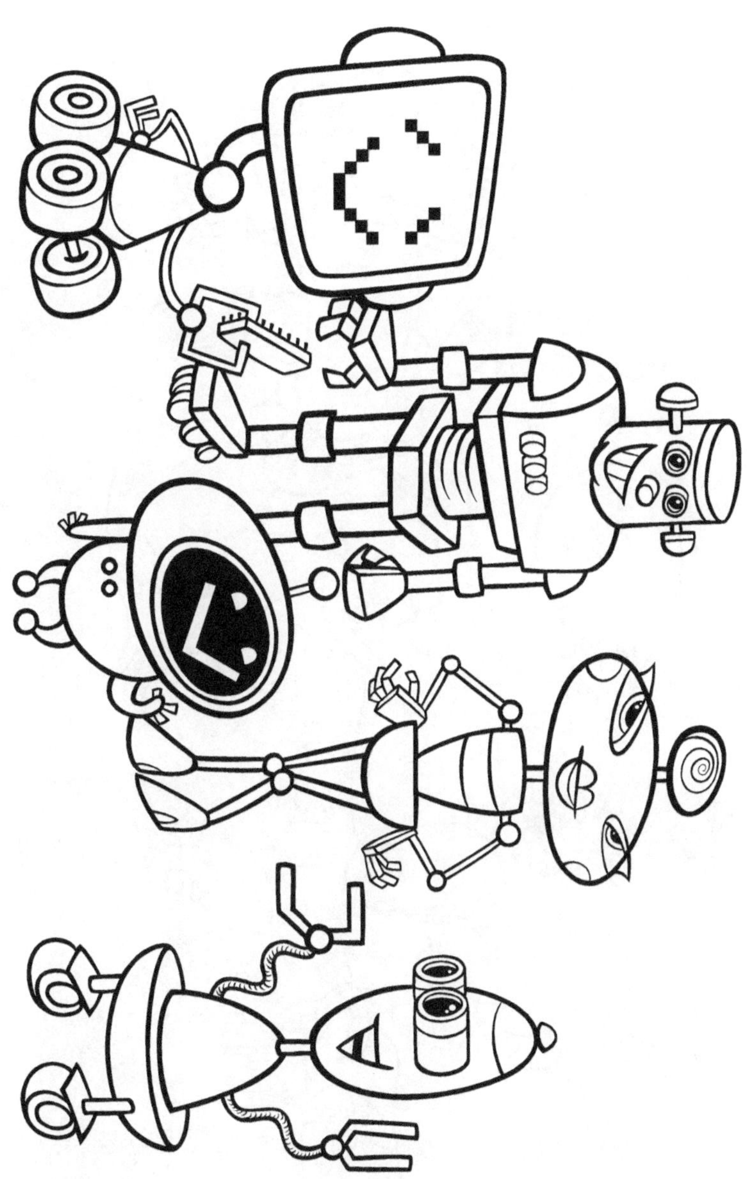

ENCUENTRA LAS 10 DIFERENCIAS

9

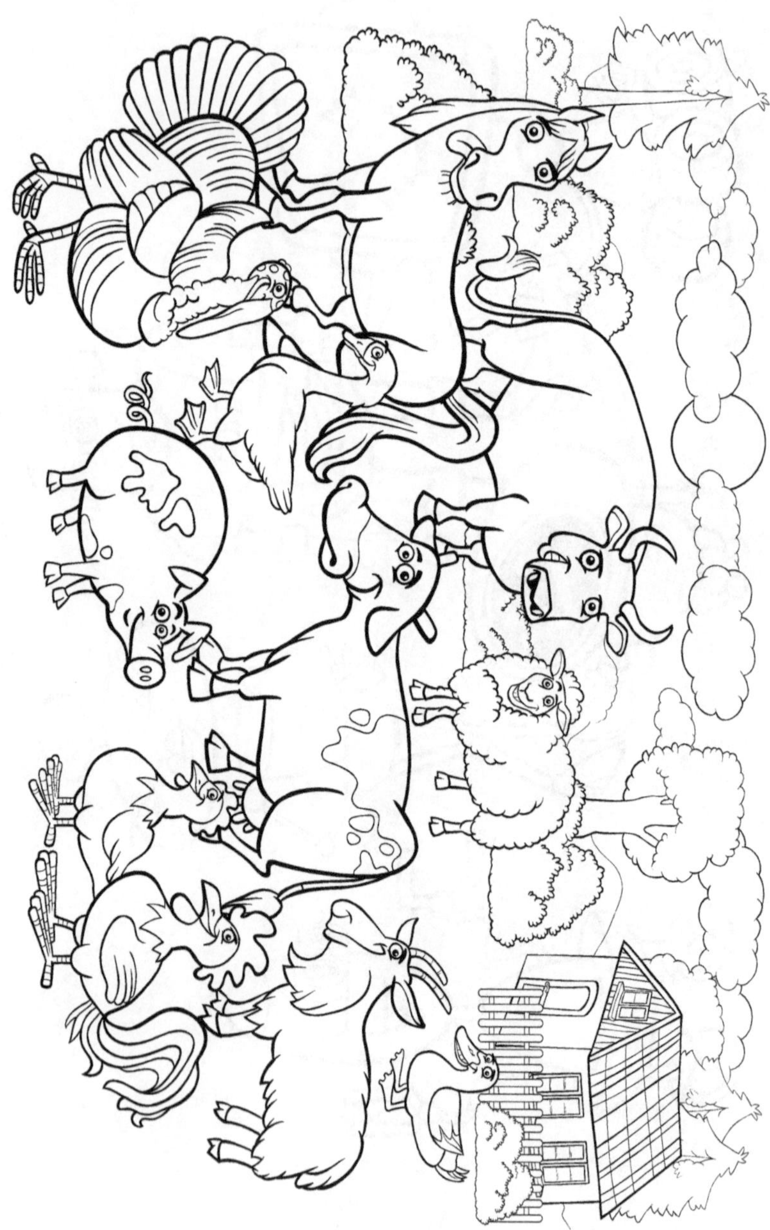

ENCUENTRA LAS 10 DIFERENCIAS

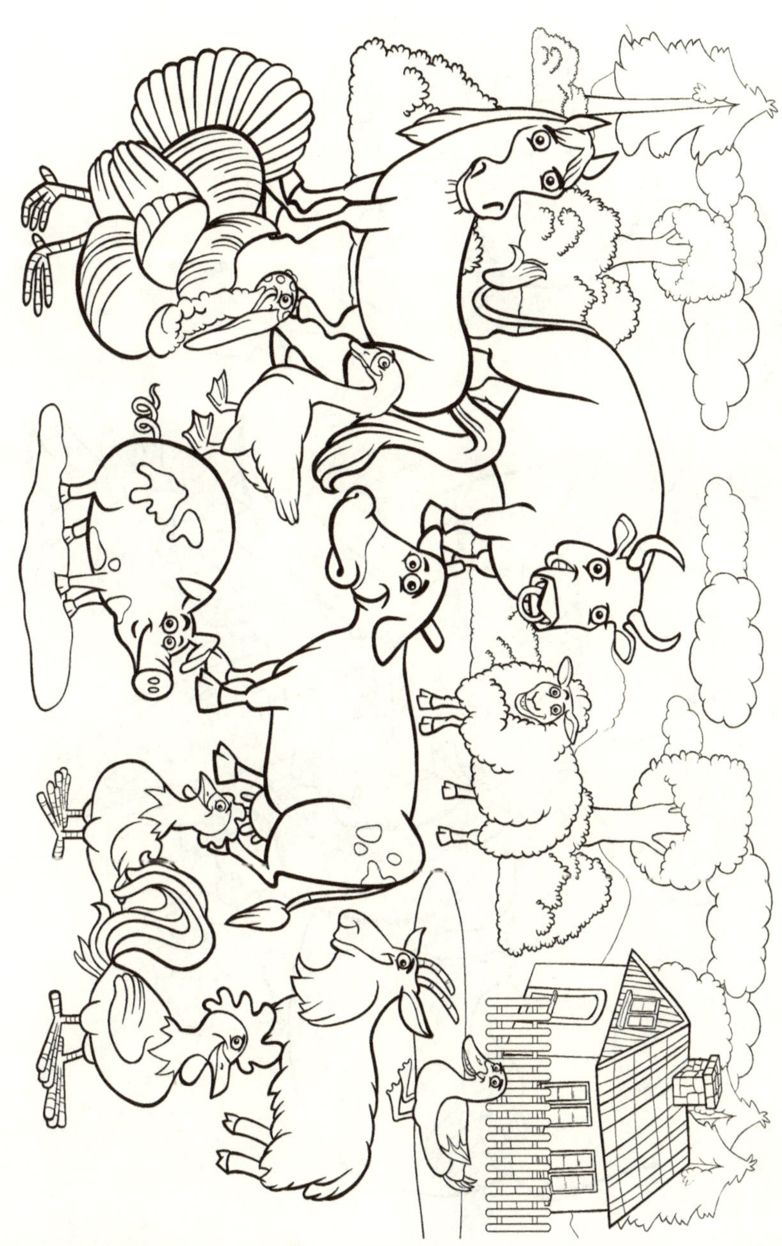

ENCUENTRA LAS 10 DIFERENCIAS

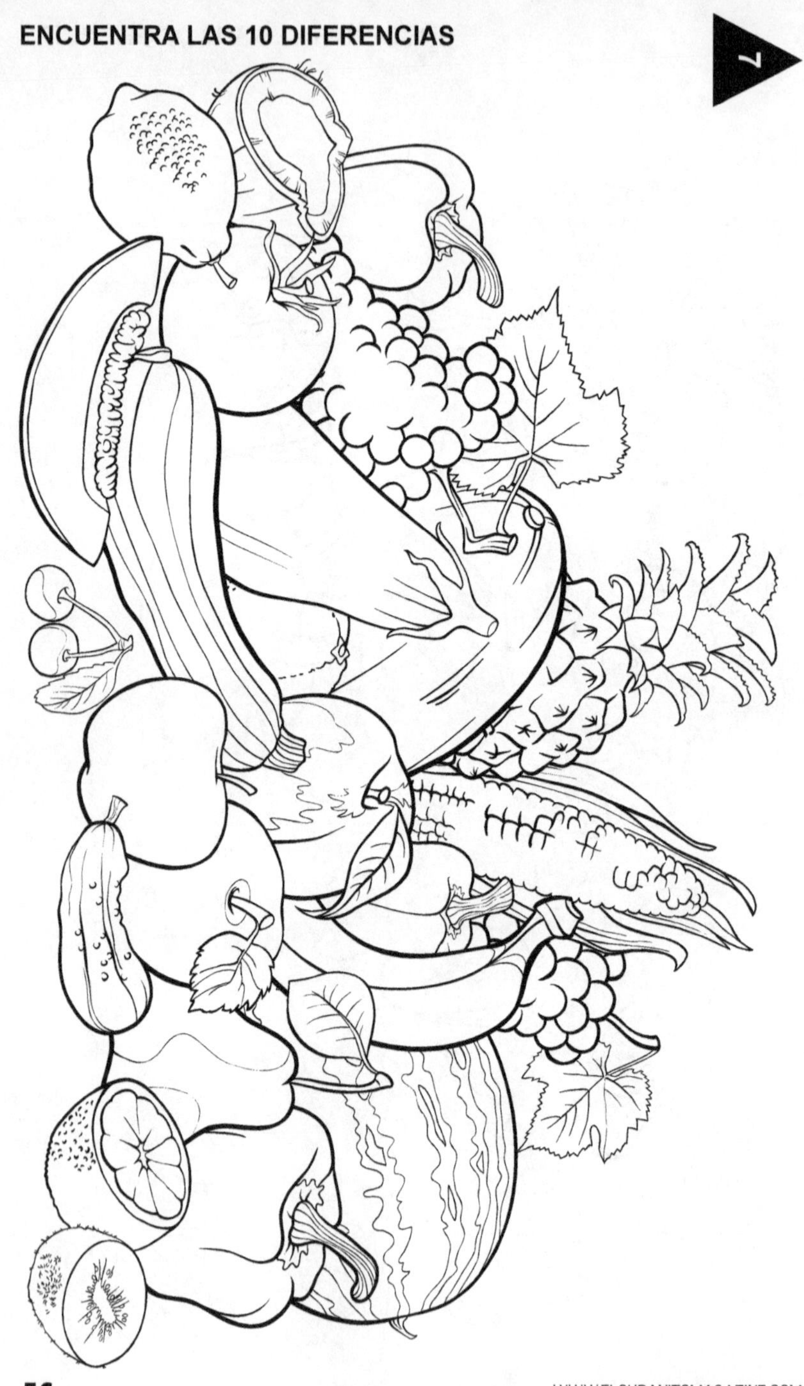

ENCUENTRA LAS 10 DIFERENCIAS

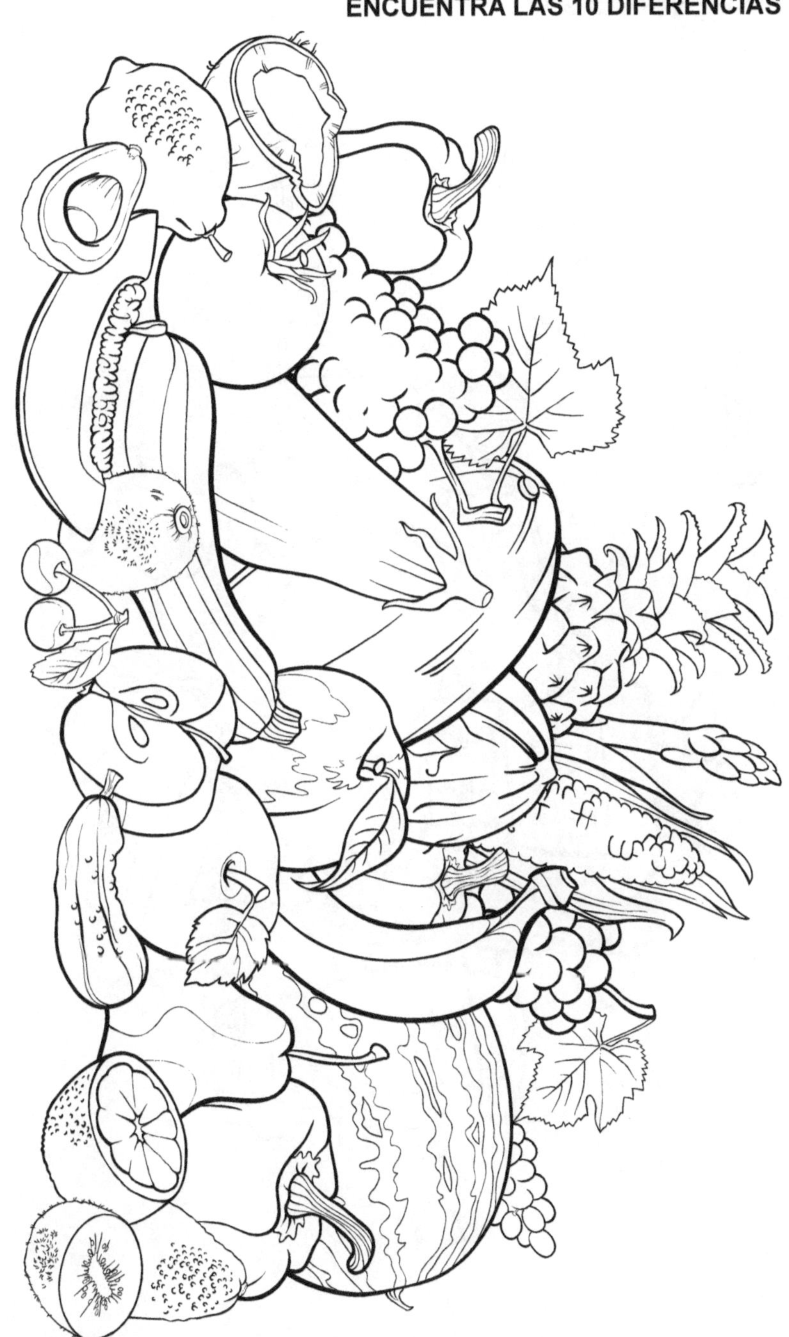

ENCUENTRA LAS 10 DIFERENCIAS

8

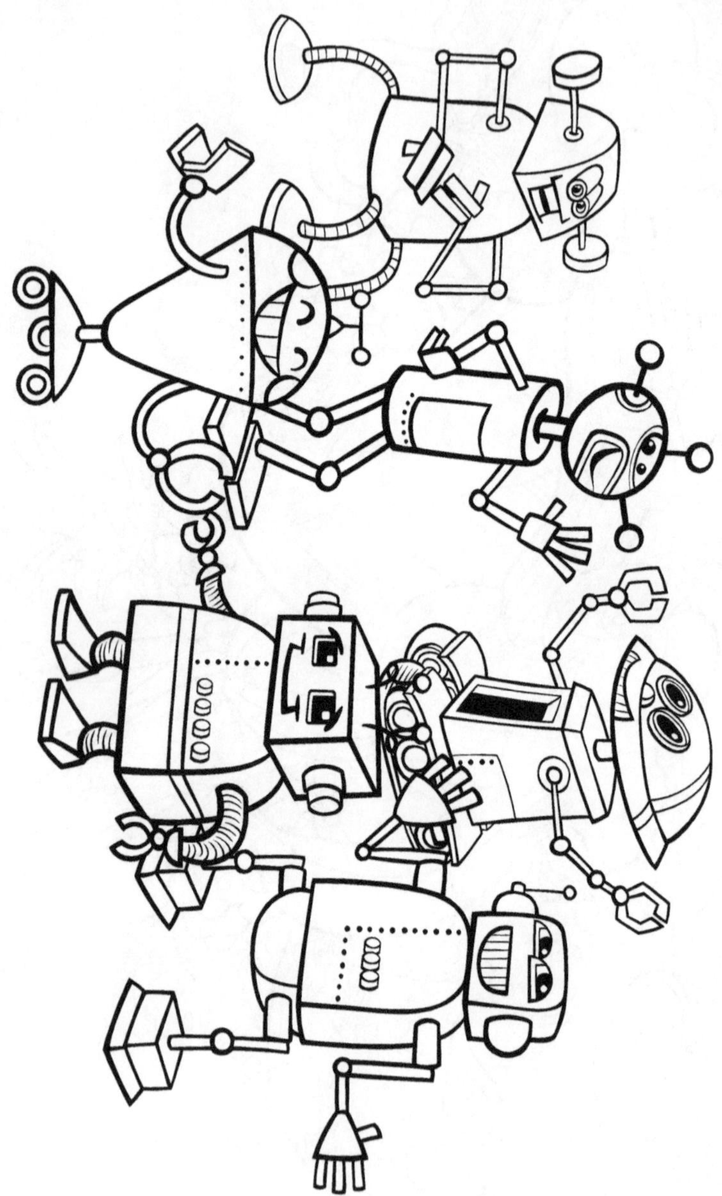

ENCUENTRA LAS 10 DIFERENCIAS

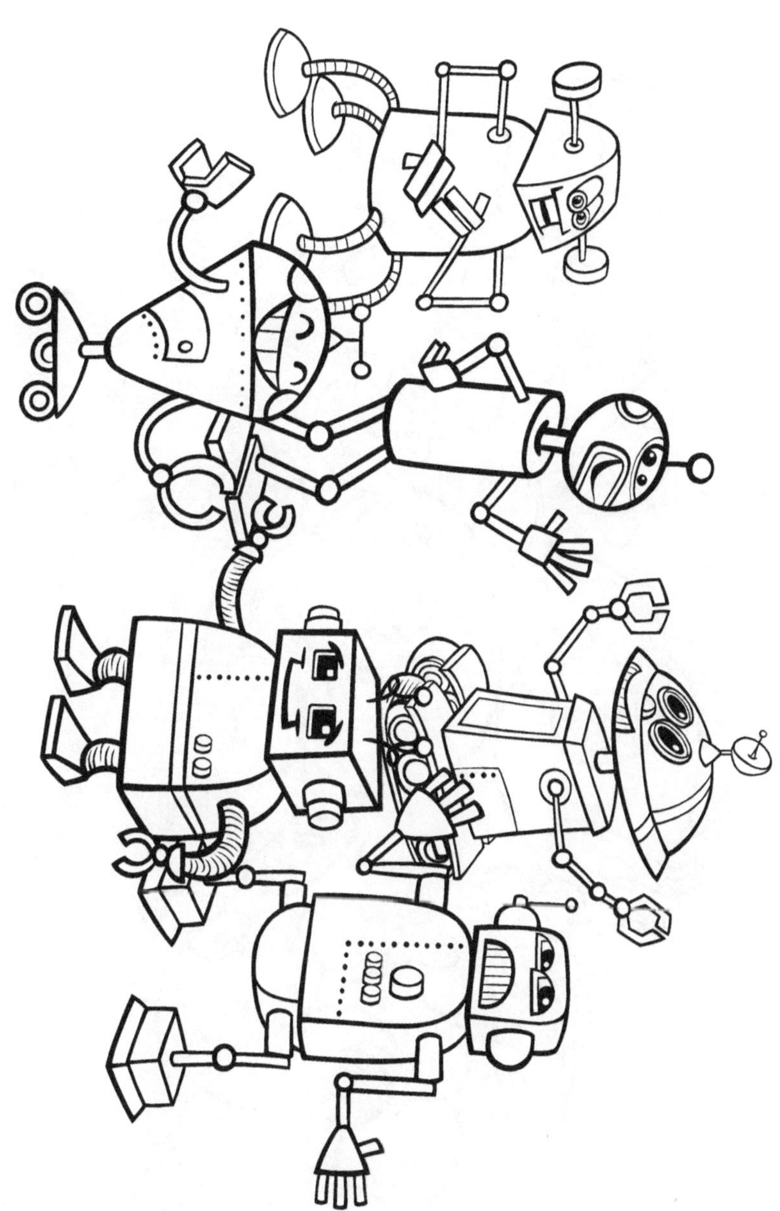

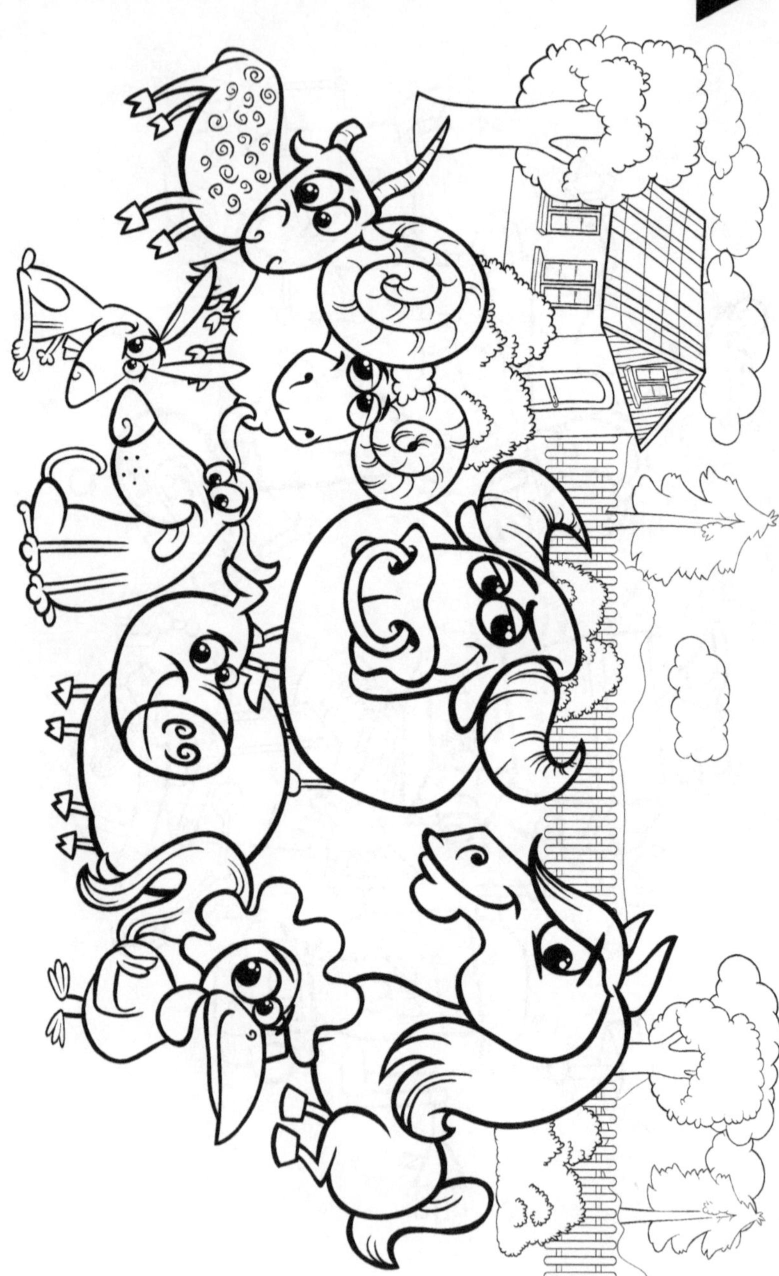
6

ENCUENTRA LAS 10 DIFERENCIAS

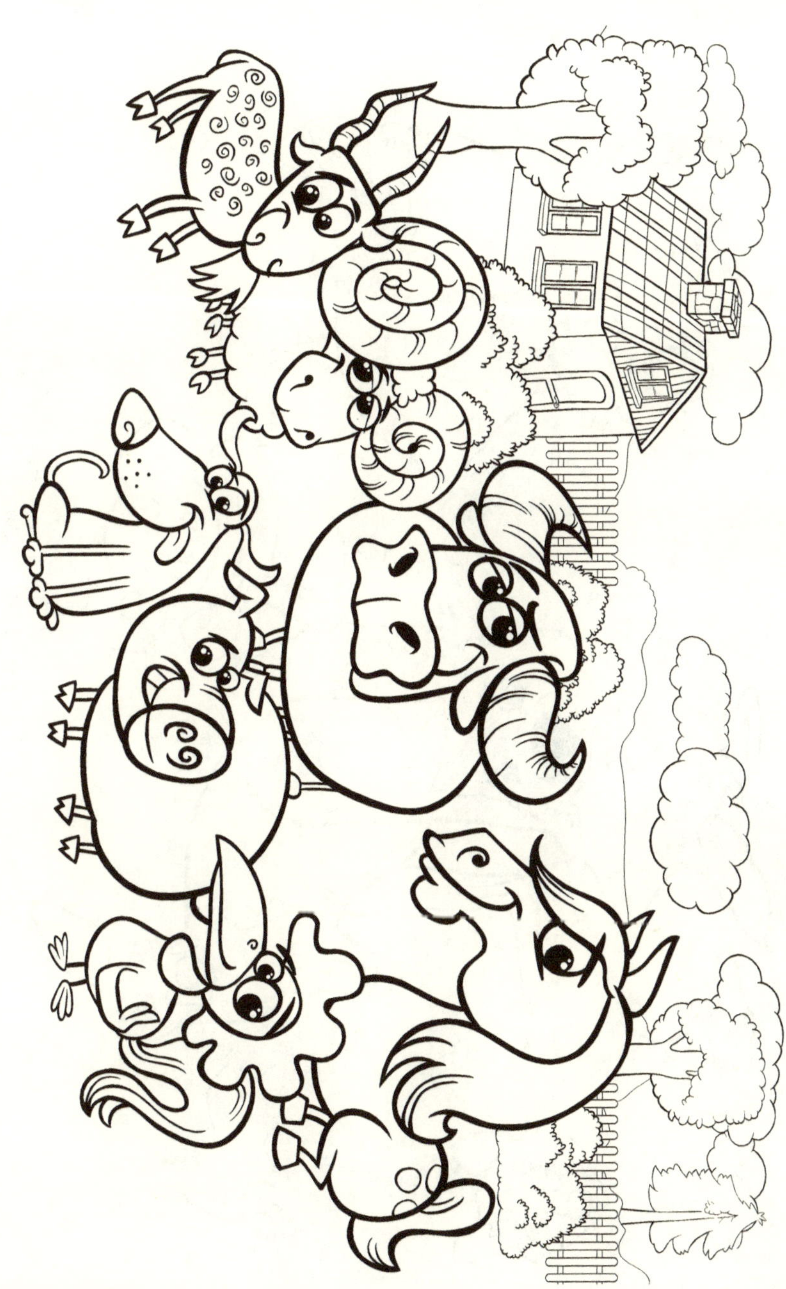

10

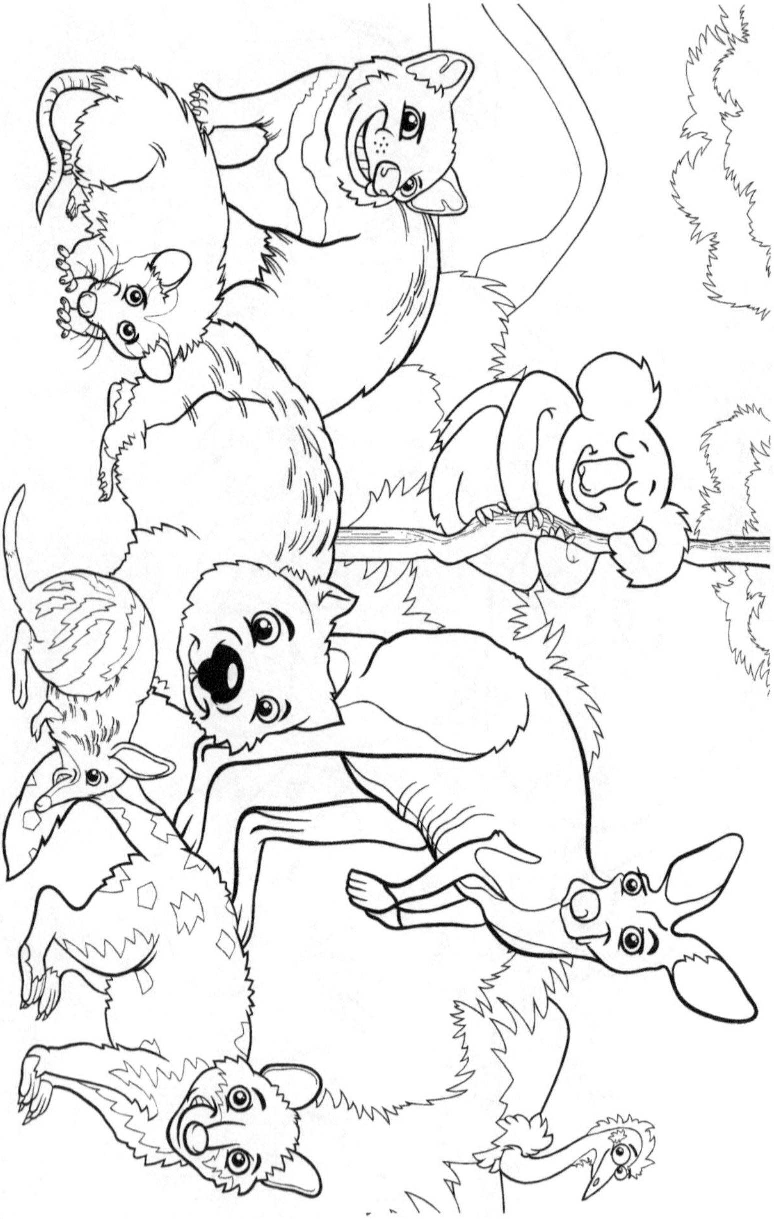

ENCUENTRA LAS 10 DIFERENCIAS

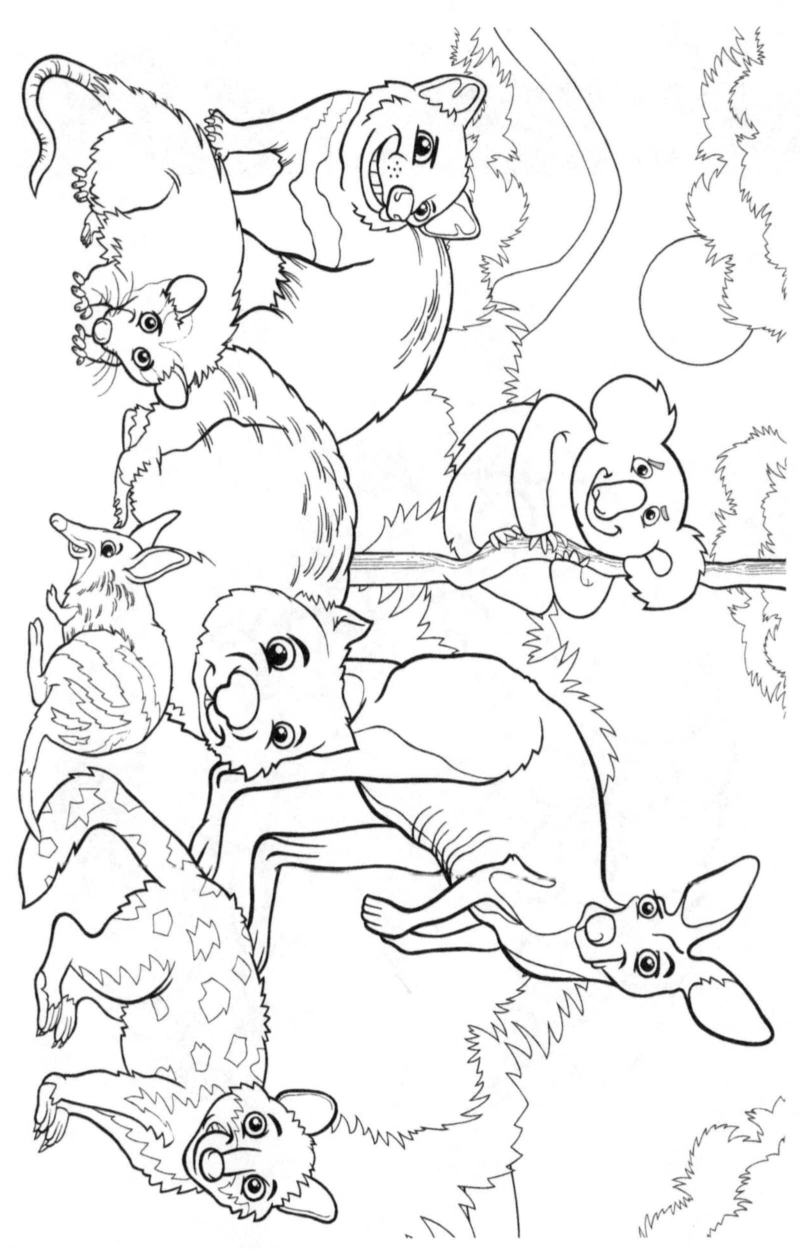

ELIMINA LO MALO

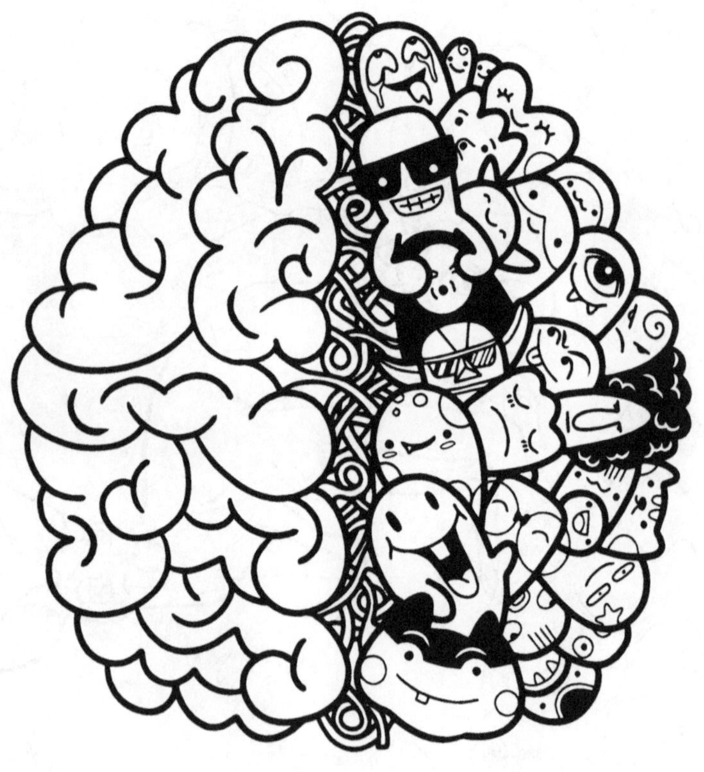

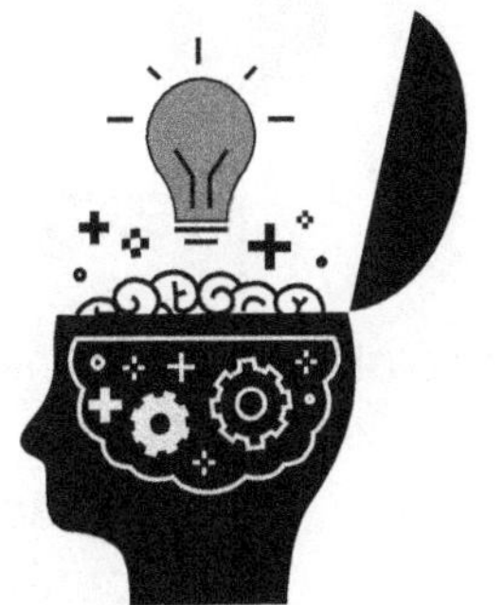

CRUCIGRAMAS A LO CUBANO.

DIVIÉRTETE Y APRENDE.
¡BUENA SUERTE!

Los pasatiempos son una buena manera de mantener nuestra mente joven y en forma. Te ayudan a prevenir enfermedades como el Alzheimers o la demencia.

NIVEL DE DIFICULTAD

ALTA **MEDIA** **BAJA**

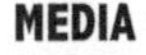

1

HORIZONTALES

2) Españoles en general.

5) Perder los valores.

6) Herida pequeña o lesión infantil.

7) Vendedor ambulante en la calle.

8) Desmayo, convulsión.

13) Top de tubo o bandeau para mujeres.

14) Mujer atractiva y de buen cuerpo.

15) Personas de ojos achinados, chinos.

17) Camionero.

19) Determinado asunto, tema o situación.

20) Policía que anda en moto.

VERTICALES

1) Comer mucho.

3) Persona muy tranquila, de carácter apacible.

4) Persona muy desagradable.

9) Dar un especie de abrazo fuerte.

10) Persona a la cual le damos poca importancia o valor.

11) Intentar manipular, convencer o influenciar a otra persona.

12) Estar jodido o con muchos problemas

16) Tener mala suerte.

18) Oportunidad.

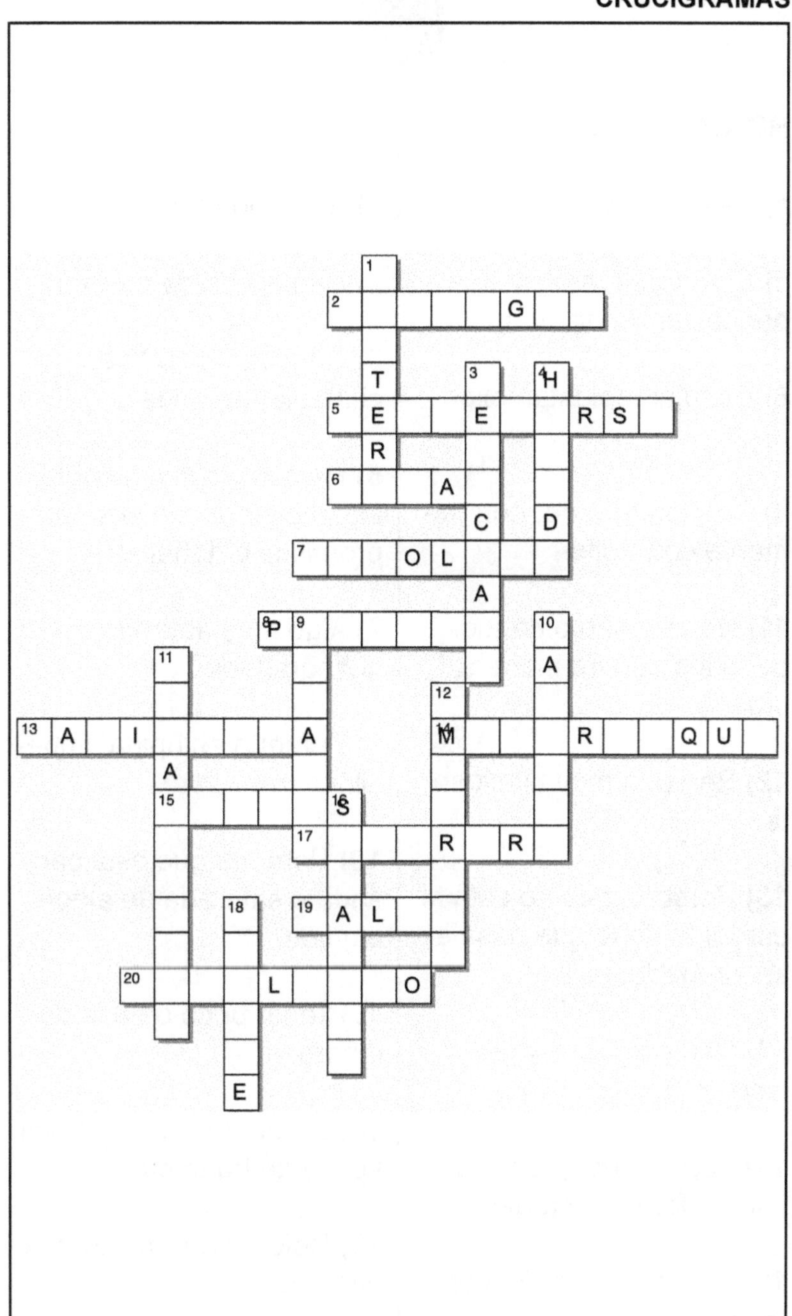

2

HORIZONTALES

4) Desnudarse.

5) Enfadarse, molestarse por causa de alguien.

6) Estrujar, aplastar, exprimir.

8) Camión grande, normalmente con tráiler.

11) Hacer daño o perjudicar a alguien de manera cruel.

12) Persona muy inteligente.

13) Persona que no está al corriente de lo que pasa a su alrededor.

14) Persona demente, loco.

15) Accesorios que se utilizan de forma recargada.

16) Hombre cobarde, con miedo.

VERTICALES

1) Sobrenombre, apodo.

2) Camisa típica de Cuba.

3) Cantidad de $30 en cualquier moneda.

5) Persona irresponsable, incumplidora con sus compromisos o deberes.

7) Algo muy aburrido o desagradable.

9) Persona estúpida, imbécil.

10) Persona que está cansada o saturada de algo/alguien.

11) Tener poco o nada de dinero.

13) Hombre o mujer atractivo/a y de buen cuerpo.

16) Bofetada, tortazo en la cara.

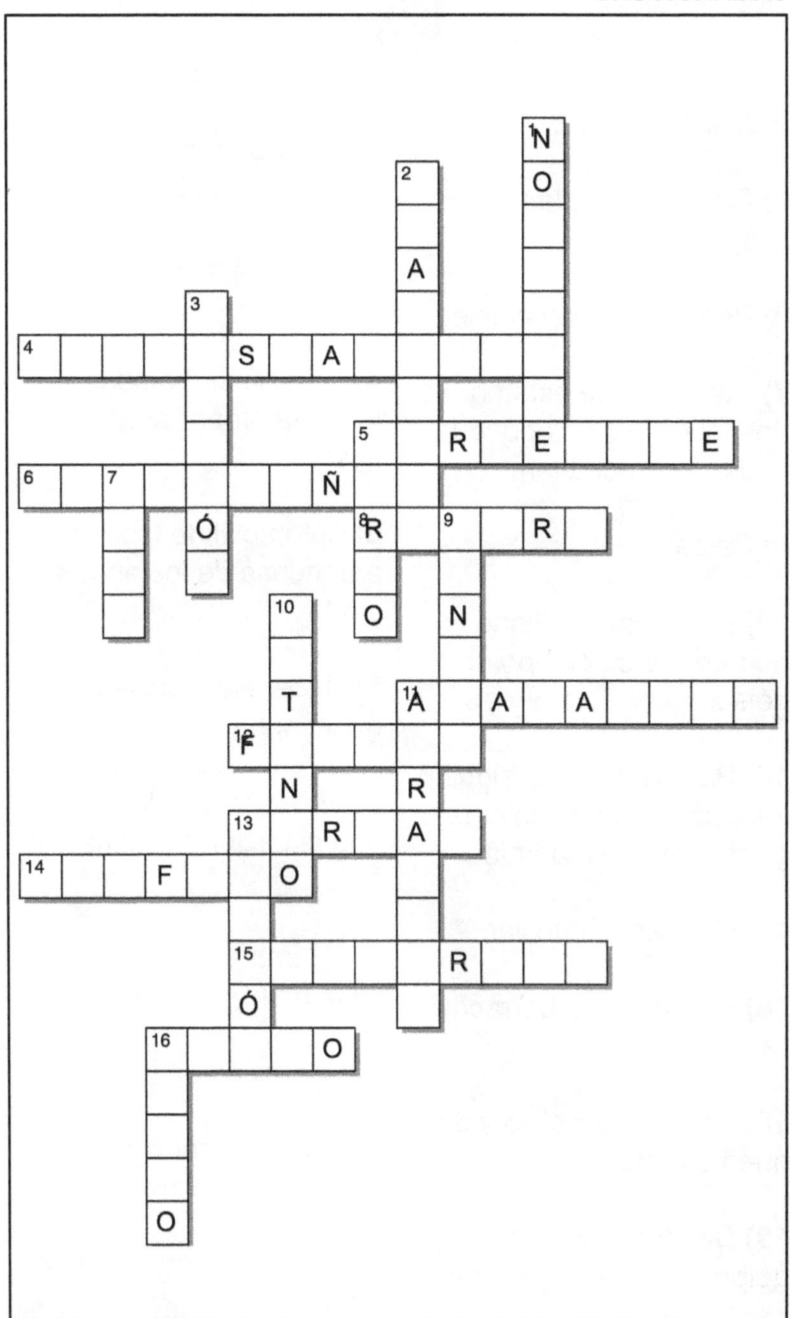

3

HORIZONTALES

3) Sacerdote de la religión Afrocubana.

5) Persona muy sociable.

7) Persona que está en desacuerdo con todo, que nada le parece bien.

9) Pelear.

12) Provincia que tiene el nombre de su equipo de béisbol (Los Tinajones).

14) Para referirse a alguien intranquilo, desobediente, generalmente a un niño.

15) Delatar, denunciar.

16) Embriaguez, borrachera.

18) Hombre atractivo y de buen cuerpo.

19) Destrozar, romper, golpear.

VERTICALES

1) Estado de ánimo nostálgico, melancólico.

2) Persona estúpida, idiota, tonto.

4) Chismoso, hombre que le gusta crear enredos, líos.

6) Automóvil de fabricación americana de los años 40 y 50.

8) Hacer ejercicios en el gimnasio.

10) Posponer o desviar una situación continuamente.

11) Hombre mujeriego, Don Juan.

13) Camisa.

14) Mal jugador o malo haciendo cualquier cosa.

17) Persona con mal gusto vistiendo.

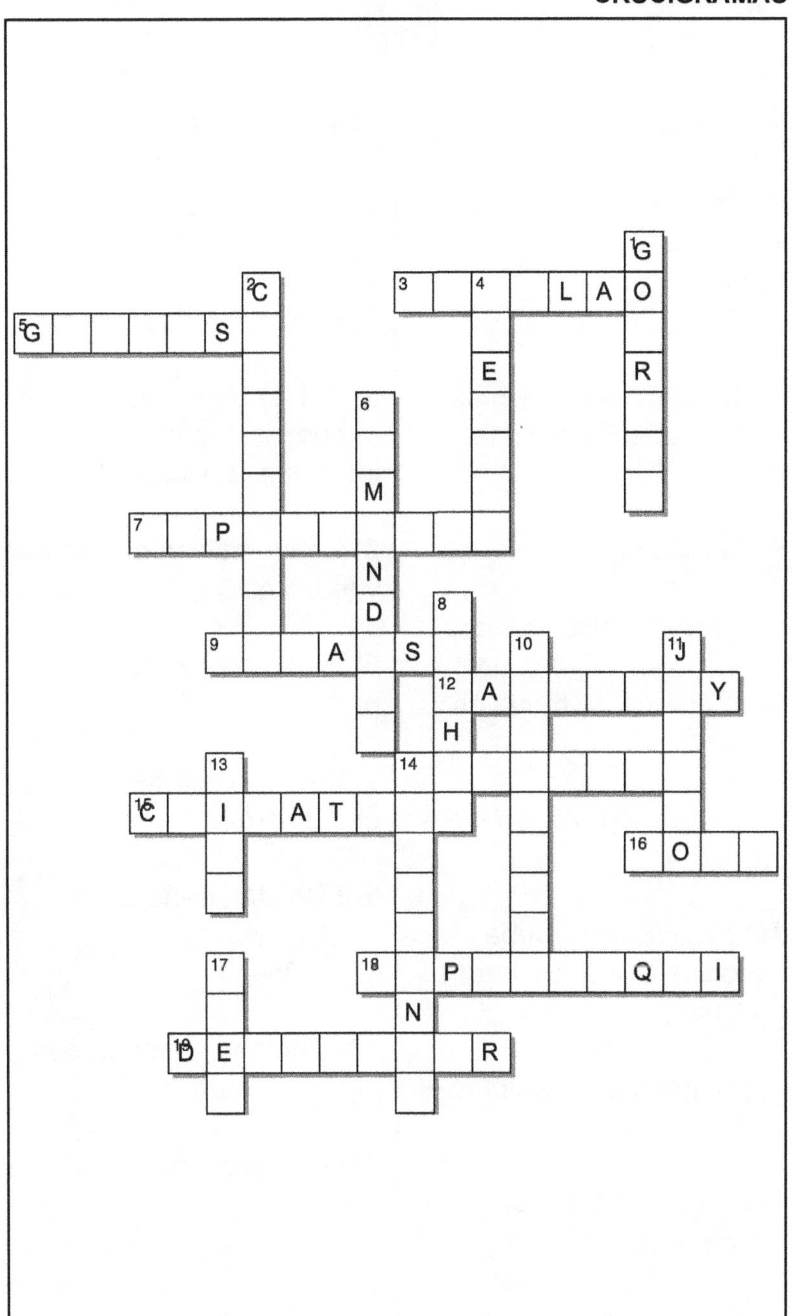
1 G
2 C
3 4 L A O
5 G S
E
R
6
M
7 P
N
D
8
9 A S
10
11 J
12 A Y
H
13
14
15 C I A T
16 O
17
18 P Q I
N
19 D E R

4

HORIZONTALES

4) Golpe en la cabeza con los nudillos.

7) Bulto, montón.

8) Se dice cuando alguien es muy talentoso o inteligente.

9) Cervezas.

12) Amigo, socio, colega.

14) Persona de modales callejeros.

15) Mujer de mala apariencia.

16) Provincia en Cuba conocida como (El Jardín de Cuba)

17) Matrícula del automóvil.

18) Hacer un bulto de algo.

VERTICALES

1) Persona muy consentida.

2) Estúpido, idiota, tonto.

3) Persona que no comparte con los demás o hace las cosas a escondidas.

5) Conversación muy larga y tediosa.

6) Pelea, discusión, riña o problema.

7) Persona que tiene mucho dinero.

10) Delatar, denunciar.

11) Niños.

13) Persona animada con algo o alguien.

15) Persona presumida.

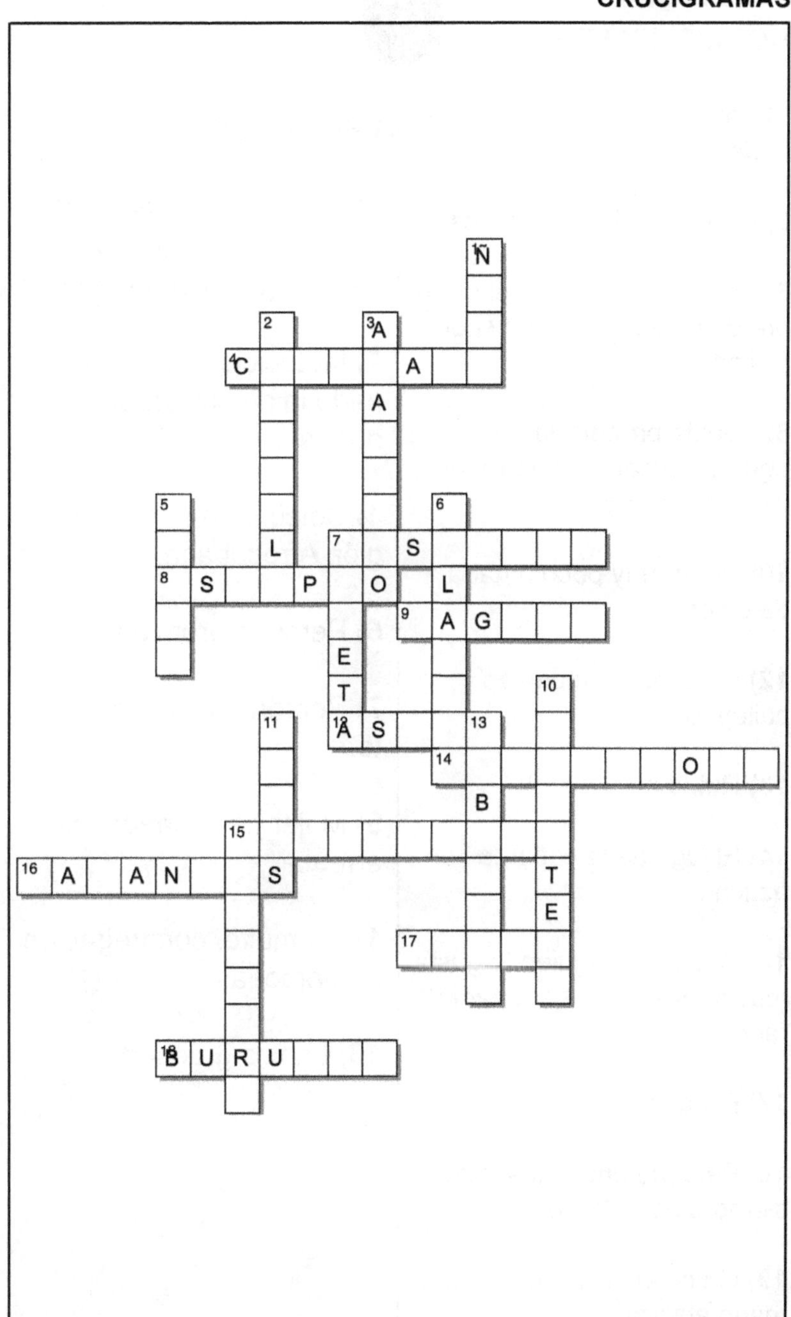

CRUCIGRAMAS

HORIZONTALES

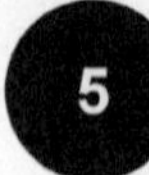

1) Para referirse a un conjunto de ropa.

3) Indirectas, insinuaciones.

6) Provincia que tiene el nombre de su equipo de béisbol (Alazanes).

8) Bebida preparada con agua y azúcar, generalmente azúcar moreno.

10) Tener muy poco o nada de dinero.

12) Persona de modales callejeros.

13) Ruido en general.

14) El jugo de la caña de azúcar.

15) Cuando a alguien le gusta mucho otra persona, enamorado.

17) Escándalo.

18) Persona antipática, que siempre está de mal humor.

19) Golpe en la cabeza con la mano abierta.

VERTICALES

1) Provincia que tiene el nombre de su equipo de béisbol (Los Camarones).

2) Motocicleta rusa muy ruidosa de cilindrada pequeña.

4) Celebración de la religión Afrocubana.

5) Persona bromista.

7) Persona poco inteligente.

9) Mujer despeinada, sin arreglar.

11) Tumulto, congregación de personas.

16) Labios gruesos.

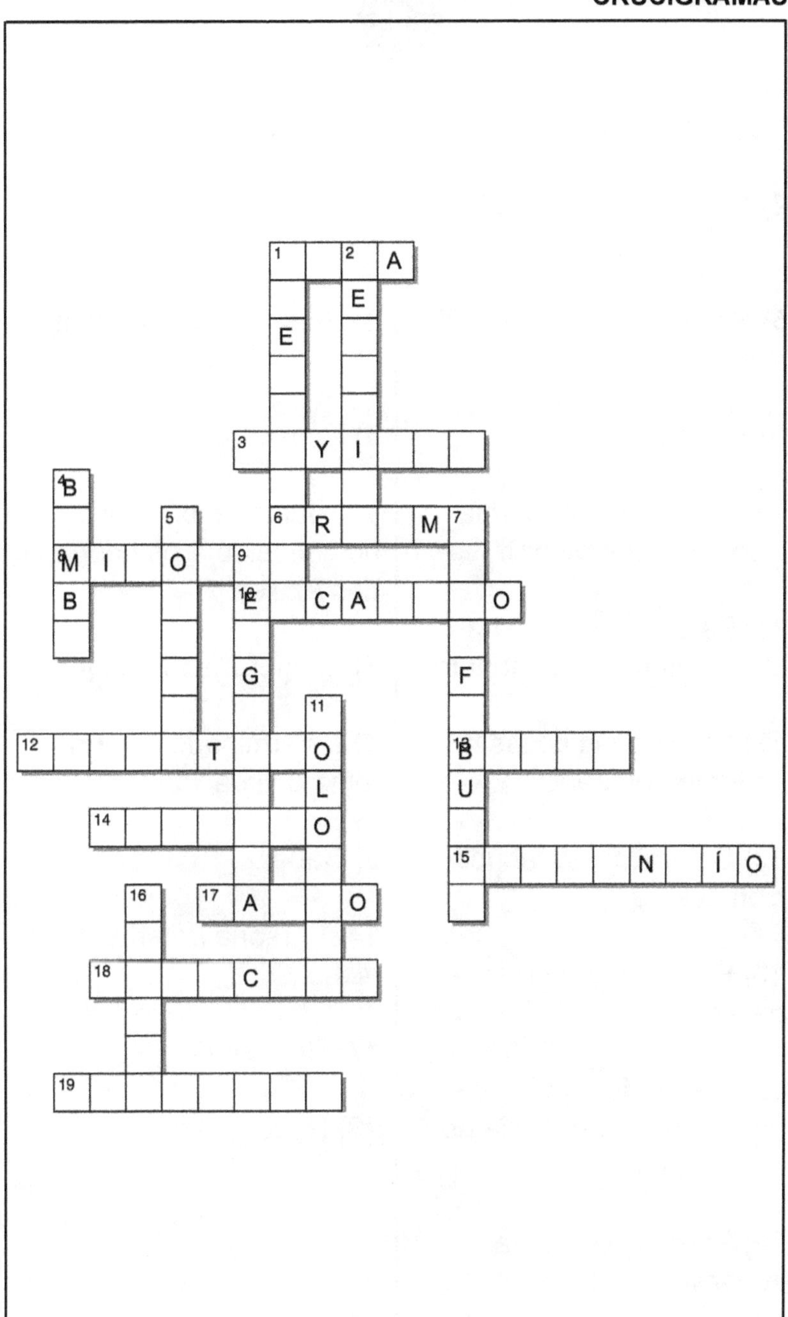
1
2
A
E
E
3
Y
I
4
B
5
6
R
M
7
8
M
I
O
9
B
10
E
C
A
O
G
F
11
12
T
O
13
B
L
U
14
O
15
N
Í
O
16
17
A
O
18
C
19

6

HORIZONTALES

2) Mujer de mala apariencia.

5) Persona egoísta, conflictiva.

9) Equipajes.

10) Para decir sí (afirmación o re-afirmación).

11) Para referirse a cualquier automóvil en general.

12) Cuando las cosas no se toman en serio.

13) Cigarrillos de fabricación casera.

15) Persona que no sabe bailar bien.

16) Apodo del equipo de béisbol de la provincia de Las Tunas.

19) Persona estúpida, imbécil.

VERTICALES

1) Obsesión, empecinamiento.

3) Persona que come mucho, comilón.

4) Testículos.

6) Equipo de béisbol cubano conocido “Los Leones o Los Azules”

7) Exagerar sobre algo.

8) Determinado asunto, tema o situación.

9) Cabeza.

14) Persona irritante, fastidiosa.

17) Una ayuda.

18) Robo.

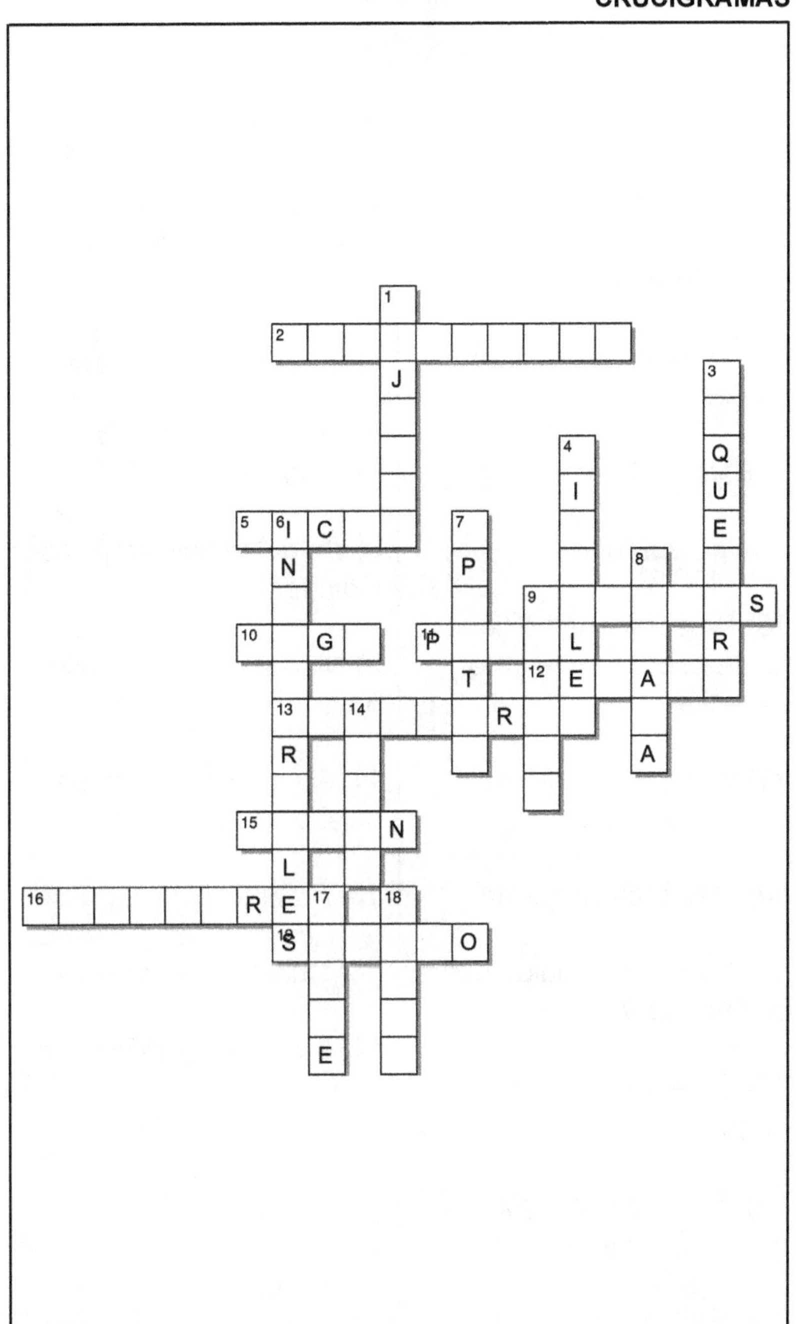

7

HORIZONTALES

2) Meter prisa.

4) Comida en general.

5) Persona muy desagradable.

7) Estar enfermo.

8) Algo aburrido.

10) Persona que no tiene ni idea sobre un tema o situación.

12) Lada, automóvil de fabricación rusa.

14) Merienda pequeña.

15) Apodo del equipo de béisbol de VC.

16) Para referirse a las orejas.

18) Bolsa grande, generalmente de tela.

VERTICALES

1) Para indicar que algo es bueno, agradable, atractivo.

2) Amigo, socio, colega.

3) Persona agobiante, tediosa.

6) Un golpe físico o psicológico.

9) Niño súper intranquilo, pícaro.

11) Apodo del equipo de béisbol de SC.

13) Automóvil de la policía.

14) Cuerpo voluminoso.

17) Mentira o justificación.

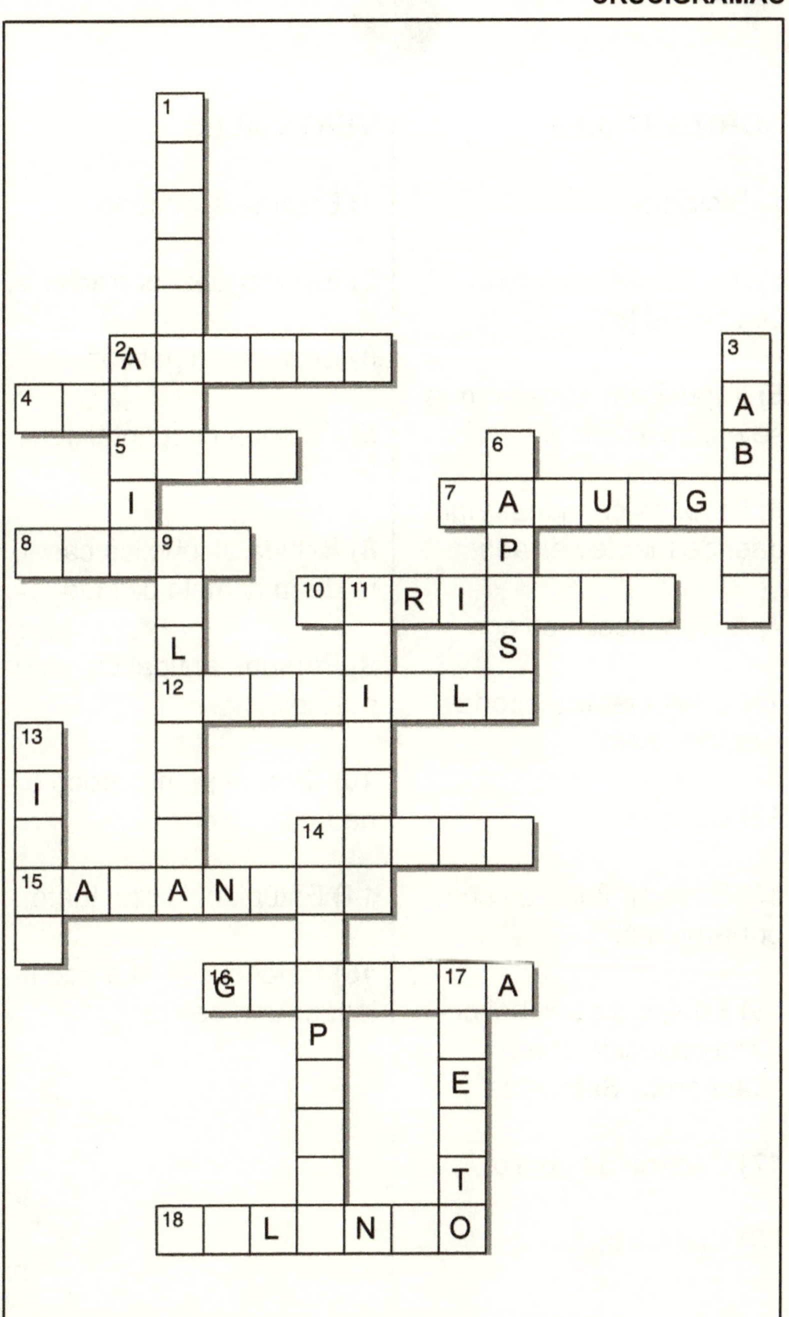

8

HORIZONTALES

1) Bicicleta.

4) Apodo del equipo de béisbol de IJV.

5) Imposición, presión que se ejerce sobre alguien.

6) Persona con ideas rígidas, de mente cerrada.

7) Amigo, socio, colega.

11) Cualquier transporte extraño, “raro”.

12) Cabeza.

13) Simular, fingir un comportamiento.

16) Equipo de béisbol cubano conocido como “Cachorros-Sabuesos”

17) Cadena de cuello.

18) Carterista.

VERTICALES

1) Estar desconfiado.

2) Embriaguez, borrachera.

3) Situación o gestión.

5) Persona poco inteligente.

8) Bebida alcohólica casera de muy mala calidad.

9) Persona antipática, insoportable.

10) Que tiene muy poco o nada de dinero.

14) Estúpido, idiota, tonto.

15) Potencia en el brazo al lanzar una pelota.

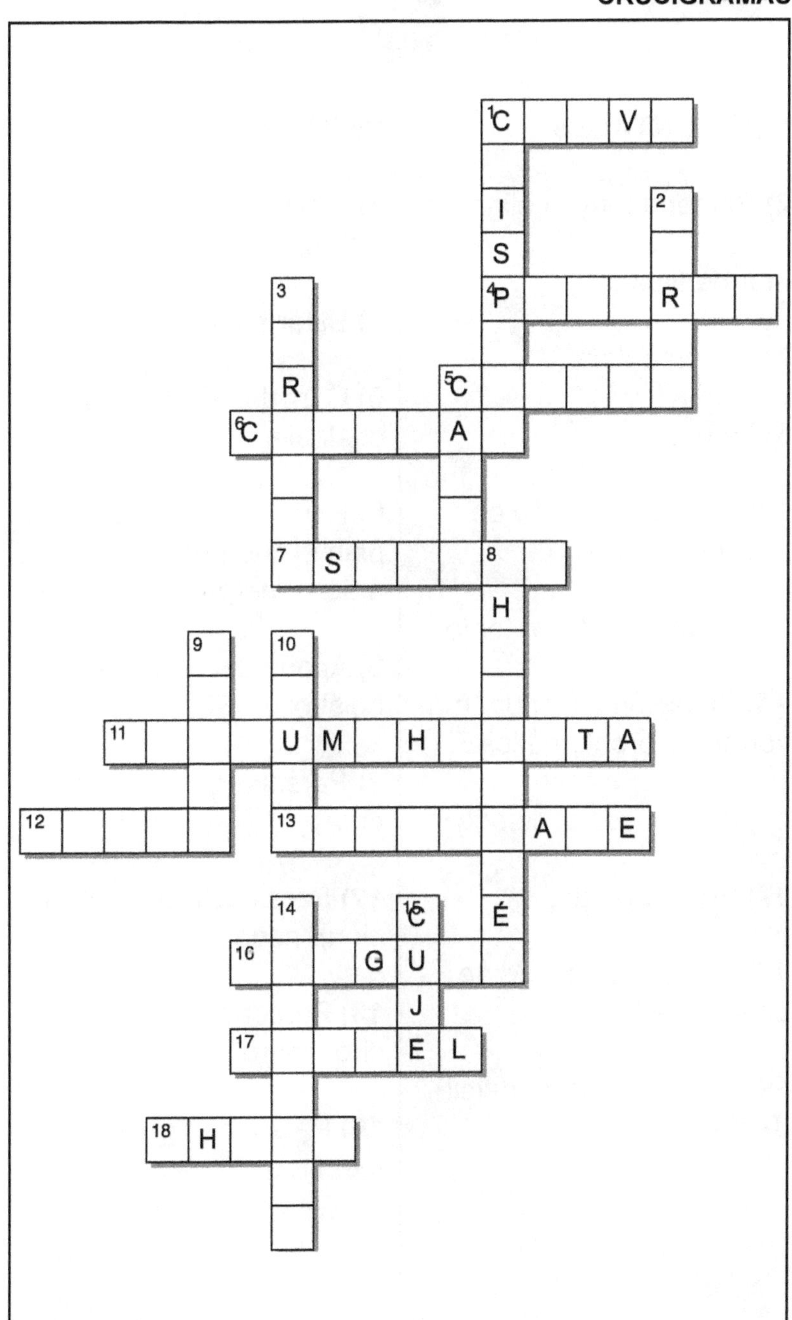
1 C V
I
S
2
3
4 P R
R
5 C
6 C A
7 S
8
H
9
10
11 U M H T A
12
13 A E
14
15 C
É
16 G U
J
17 E L
18 H

HORIZONTALES

2) Persona muy inteligente.

4) Ir de fiesta.

7) Hacerse daño.

8) La casa.

10) Cantidad de $10 en cualquier moneda.

11) Estúpido, idiota, tonto.

14) Situación continua, mayormente problemática.

15) Amigo, socio, colega.

17) Pelea grande.

18) Apodo del equipo de béisbol de PRI.

19) Persona arisca, difícil de tratar.

VERTICALES

1) Un golpe físico o psicológico.

3) Estar enojado.

5) Cantidad de $15, en cualquier moneda.

6) Ritual en el que se limpian el cuerpo y el alma de malas energías.

8) Apodo del equipo de béisbol de SSP.

9) Persona que habla mucho.

12) Para decir “no” (negación), nada.

13) Persona que tiene mucho dinero.

16) Persona engañosa, mentirosa.

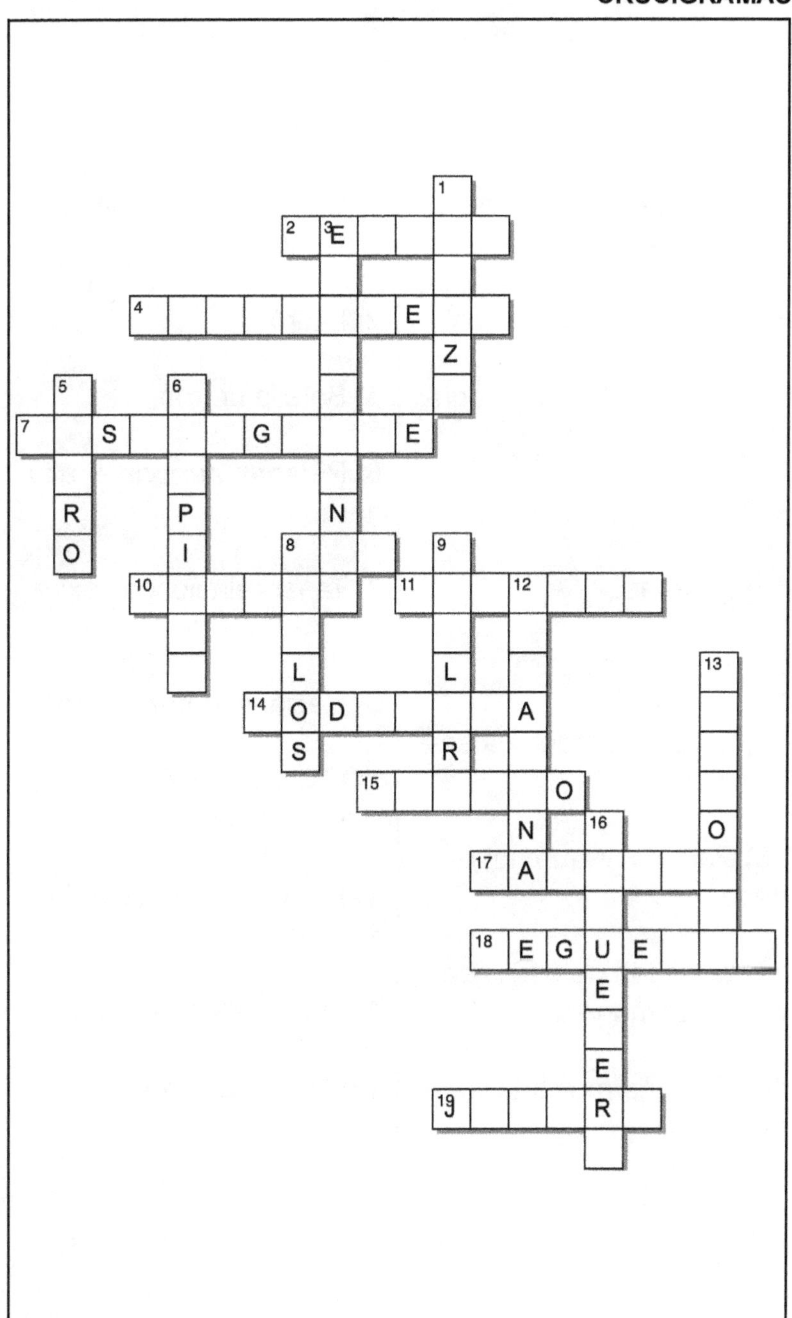
1
2
3E
4
E
Z
5
6
7
S
G
E
R
P
N
O
I
8
9
10
11
12
L
L
13
14
O
D
A
S
R
15
O
N
16
O
17
A
18
E G U E
E
E
19J
R

10

HORIZONTALES

3) Persona que no sabe bailar bien.

6) Mentira o exageración.

8) Persona de edad madura.

9) Tener un orgasmo.

10) Puñetazo

12) Reloj de pulsera

14) Mirar con mucha atención y deseo.

16) Para decir que no, o nada.

17) Cantidad de $100, en cualquier moneda.

18) Persona muy inteligente.

VERTICALES

1) Chisme, confusión, enredo, lío.

2) Ladrón.

4) Botella de ron.

5) Persona arrogante, altanera.

7) Tener relaciones sexuales.

8) Recipiente para orinal.

11) Bicicleta con pequeño motor adaptado.

12) Tipo de sombrero de ala corta.

13) Para referirse al dinero.

15) Mentir o exagerar.

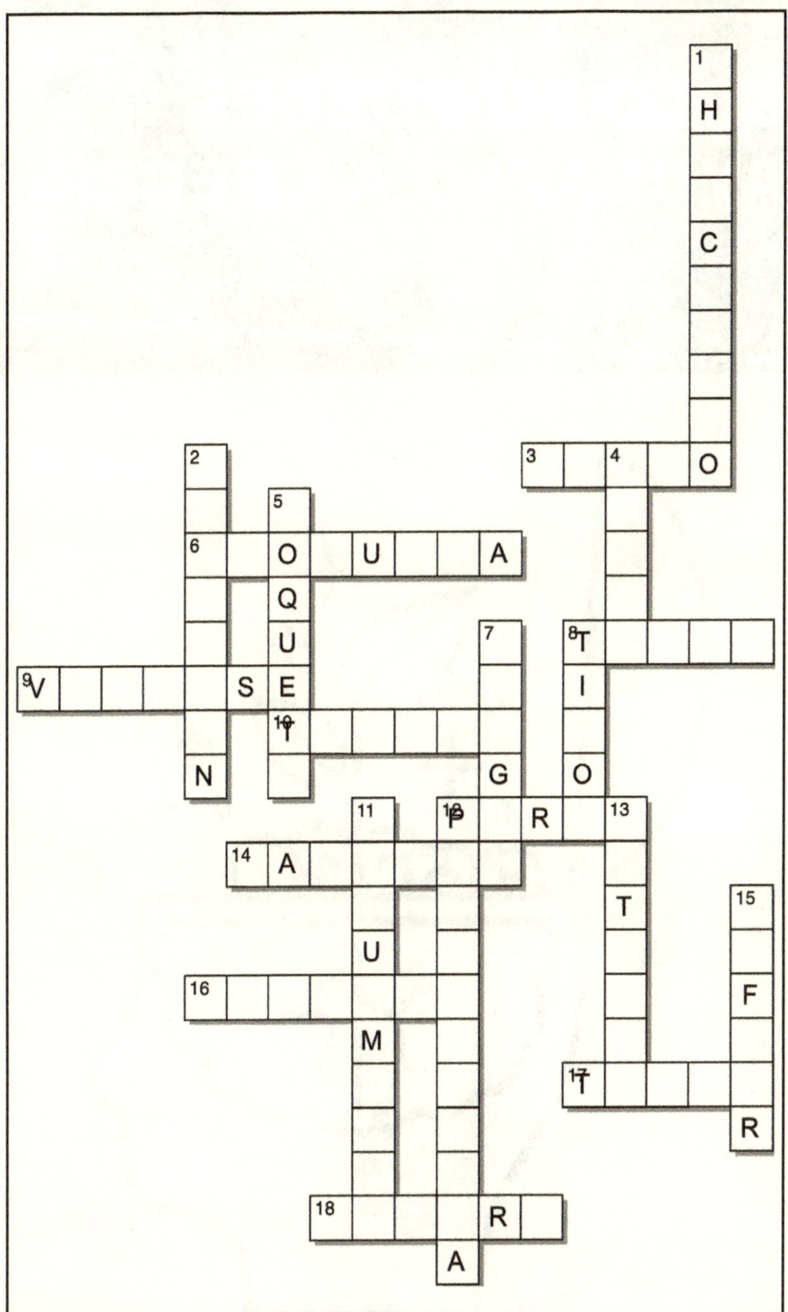

SOLO TÚ PUEDES AYUDARLO A CRECER.

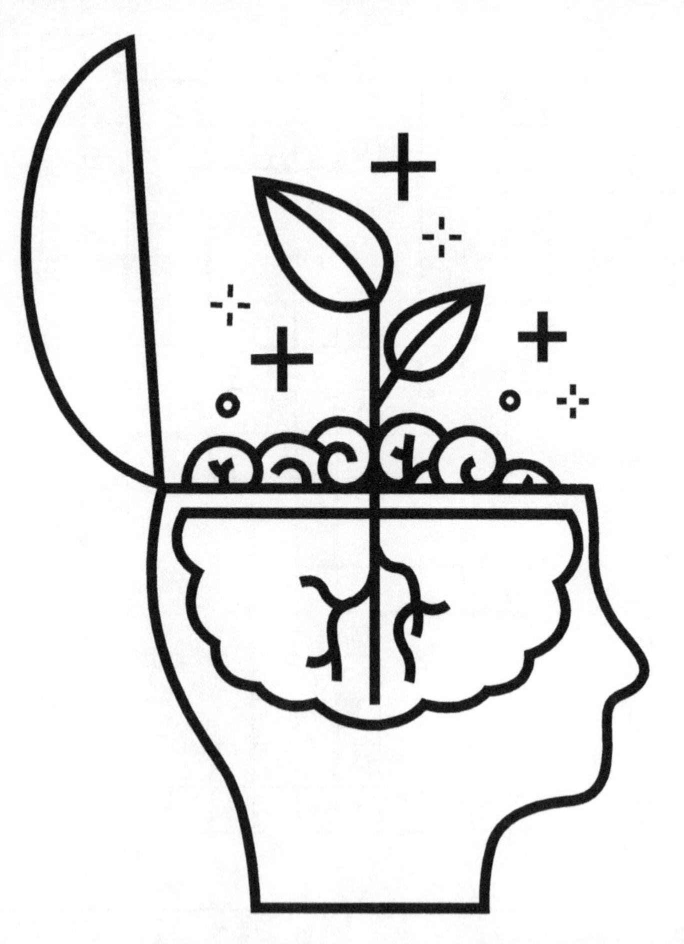

Diccionario
SIGLO XXI

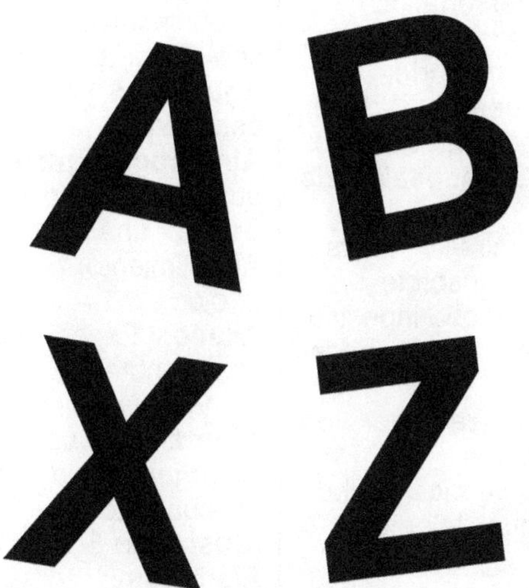

Argot de Cuba - Español

En este breve diccionario hacemos mención a la mayoría de las palabras de la jerga cubana, independientemente de que sean de origen cubano o no, pero son las más usadas por los nativos.
Si quieres una versión completa del diccionario mira la Página 121.

DICCIONARIO

A

Abracar: Dar una especie de abrazo fuerte.
Absorbente: Pajita, cañita.
Acaballar: Hacer daño o perjudicar a alguien de manera cruel.
Acbure: Hermano de religión afro caribeña.
Acelerao: **1** Persona hiperactiva. **2** Persona loca.
Achantao: **1** Bajo de ánimos. **2** Perezoso. **3** Acomodado.
Aché: Buena suerte.
Acojonao: Miedoso, asustado.
Acojonante: Cuando algo da miedo.
Acoplarse: Unirse, aliarse, formar pareja o consorcio.
Acoquina/o: Persona indecisa, con pocos deseos de hacer algo.
Aeromoza/o: Azafata/o de vuelo.
Afilao (estar): Se dice cuando alguien es muy talentoso o inteligente.
Afincarse: **1** Prepararse muy bien para algo. **2** Apoyarse encima de algo.
Afloja: **1** Para decirle a alguien que deje de exagerar o decir mentiras. **2** Para decirle a alguien que vaya más despacio.
Aflojar: **1** Aflojarse: Tener miedo, acobardarse. **2** Aflojando/aflojaron los muelles: Dicho cuando alguien suelta un pedo.
Agarrao: Tacaño, mezquino, ruin.
Agitar: **1** Obtener algo con cierta violencia, quitar con imposición. **2** Meter prisa.
Agua: **1** Dar agua: Dejar pasar algo, olvidarlo. **2** Dar agua: Cuando se remueven las fichas en el juego del dominó. **3** Darle agua: Acabar, terminar algo. **4** Jugar agua: Bañarse o ducharse. **5** Cambiar el agua a los pececitos: Orinar. **6** Cortar el agua y la luz: Cortar relaciones con algo o alguien.
Aguaje: Modo desafiante o "problemático" de comportarse, con chulería.
Aguajoso: Persona alardosa, ostentosa.
Aire (coger un): **1** Dolor leve y punzante debido a un mal gesto. **2** Hacer una pausa breve.
Ají: Pimiento, puede ser verde o rojo.
Ajiaco: Especie de caldo o sopa potente, cargado de carnes y verduras variadas.
Ajuntarse: Cuando los novios viven juntos sin estar casados, concubinato.
Ajustador: Sostén o sujetador.
Alambique: Borracho, alcohólico.
Alcolifán: Bebida alcohólica de muy mala calidad.
Almendrón: Automóvil de fabricación americana de los años 40 y 50.
Amamantao: Persona que depende de los demás (generalmente de sus padres).
Amarillarse: **1** Acobardarse. **2** Palidecer.
Ambia: Amigo, socio, colega...
Ambientoso: Persona de

modales callejeros.
Ampanga: **1** Está de ampanga: Se dice cuando algo/alguien no es bueno. **2** Ser de ampanga: Persona con quien es difícil tratar, llegar a un acuerdo, compaginar.
Analfaburro: Persona poco inteligente.
Andina: Un problema.
Anguila: Alguien muy delgado.
Anivelar: Mejorar el comportamiento, rendimiento.
Anormal: Estúpido, idiota, tonto.
Anormalongo: Persona muy estúpida, idiota.
Antenoche: Antes de anoche.
Antier: Antes de ayer.
Apagao: **1** Se dice cuando alguien está tranquilo, sin hacer nada. **2** Lugar o evento que está poco animado o divertido.
Aparato: Refrigerador, nevera.
Apencao: Persona cobarde.
Apencarse: Acobardarse, tener miedo de algo o alguien.
Apendejao: Persona cobarde.
Apendejarse: Cogerle miedo a algo o alguien.
Apetitoso/a: Algo o alguien con buena apariencia, mayormente usado para referirse a personas atractivas.
Apretador/a: **1** Persona que exagera al hablar. **2** Apretador de cabilla: Persona que se aprovecha de los demás valiéndose de sus cualidades personales o la situación.
Apretar: **1** Exagerar sobre algo. **2** Intercambio íntimo de besos y caricias sin llegar al sexo.
Apurruñar: Estrujar, aplastar, exprimir.
Armatroste: **1** Objeto inservible, trasto. **2** Cualquier objeto grande y muy pesado.
Arrancao: Tener poco o nada de dinero.
Arrastrao: **1** Persona aduladora. **2** Persona de muy bajo nivel económico. **3** Persona rastrera.
Arratonarse: Cogerle miedo a alguien o algo.
Arrebatao: Persona loca.
Arreguindao: Enganchado.
Arreguindarse: Engancharse, sujetarse.
Artista: Persona que finge ser alguien que no es.
Artistaje: Simular, fingir un comportamiento.
Aruñar: **1** Pasar trabajo, necesidad. **2** Arañar.
Asere: Amigo, socio, colega...
Asereсó: Amigo, socio, colega...
Asiscao (estar): Ser desconfiado.
Aspirina: Autobús pequeño e incómodo.
Atacao: **1** Desesperado. **2** Preocupado. **3** Cuando alguien tiene muchos deseos de hacer el amor.
Atapiñao: Persona que no comparte con los demás o hace las cosas a escondidas.
Ataque: **1** Ataque de la croqueta: Se dice cuando a alguien le da una perreta o se molesta mucho. **2** Ataque de culo: Ataque de celos.
Aterrillao (estar): **1** Estar muy ocupado y cansado a la vez. **2** Cuando una persona no

puede salir de una situación en particular.

Atrabancar: Agarrar, sujetar a algo o alguien con fuerza.

Atravesao: 1 Persona que está en desacuerdo con todo, que nada le parece bien. **2** Persona inoportuna, impertinente. **3** Mirar atravesao: Cuando se mira a alguien con rabia, maldad o descontento.

Aura tiñosa: 1 Ave carroñera. **2** Persona que tiene sexo con personas de mala apariencia. **3** Persona que trae mala suerte.

Aventón (pedir un): Hacer dedo o autostop.

Avión: Bofetada.

Azulejos (los): La policía.

Azuquín: Bebida alcohólica parecida al aguardiente de mala calidad.

B

Babalao: Sacerdote de la religión afrocubana.

Baboso: Persona agobiante, tediosa.

Bacán: 1 Para referirse a algo bueno, excelente. **2** Ser un bacán: Hombre con dinero, a la moda. **3** Ser el bacán: Esposo, novio o amigo de una mujer del cual ella está totalmente enamorada.

Bajar: 1 Ir bajando: Para indicar que nos vamos de algún sitio. **2** Bajar al pozo: Practicar sexo oral. **3** Bajar muela: Conquistar a alguien, ligar.

Baje: Pegamento para reparar el calzado.

Bajichupa: Top de tubo o bandeau.

Bala: 1 Para referirse a cualquier automóvil o motocicleta en buenas condiciones. **2** Pantalón. **3** Un tabaco, cigarrillo. **4** Echar bala: Conquistar a alguien, ligar.

Balacera: Pelea, discusión, riña o problema.

Balleta: Trapo o fregona de suelo.

Balloyo/a: Persona gorda.

Bañadera: Bañera o tina de agua.

Barbacoa: Buhardilla.

Bárbaro (está): Para indicar que algo es bueno, agradable, atractivo.

Barco: Persona irresponsable, incumplidora con sus compromisos o deberes.

Baro: 1 Dinero. **2** Pasmar el baro: Gastar el dinero.

Barra: 1 Pene. **2** Dar barra: Tener sexo.

Barras: Dominadas.

Barretín: Un problema.

Bate: 1 Un tabaco, cigarrillo. **2** Dar el bate: Cuando te sacan o expulsan ya sea de la casa, escuela, trabajo, etc. **3** Dar el bate: Terminar una relación. **4** Los bates: Para referirse a los brazos. **5** Cuarto bate: Persona que come mucho, comilón. **6** Recoger los bates: Terminar algo, retirarse. **7** Partir el bate: Hacer algo mal o algo extraordinario, fuera de lo común.

Batecasa: Bata de casa.
Bateo: Escándalo.
Batilongo: Bata de casa.
Bayú: **1** Desorden, caos. **2** Diversión a gran escala.
Bayusero/a: Persona a quien le gusta el alboroto y la diversión.
Bejobina: Motocicleta rusa de cilindrada pequeña.
Bejuco: Teléfono.
Bembas: **1** Labios gruesos. **2** Radio-bemba: Noticias que corren de boca en boca en la calle.
Bembé: Celebración de la religión afrocubana.
Berocos: Testículos, huevos.
Berraco: **1** Cerdo. **2** Estúpido, idiota, tonto.
Berreao: Enfadado, mal humorado.
Berrearse: Enfadarse.
Berro: Enfado, mal humor.
Bibijagua: Especie de hormiga grande y cabezona.
Bicho/a: Persona pícara.
Bijirita: Colibrí.
Bilongo: Brujería.
Bin ban, bin ban: Se dice para abreviar o resumir una historia o tema que estamos contando.
Birras: Cervezas.
Bisne: Negocio, del Inglés "business".
Bisnear: Hacer negocios.
Blandengue: Persona cobarde, indecisa.
Blandito: **1** Persona cobarde. **2** Hombre afeminado.
Bloqueao: Persona de mente cerrada, que no entiende nada.
Blúmer: **1** Bragas. **2** Bájate el blúmer: Bebida alcohólica de muy mala calidad.
Bobotrón: Estúpido, idiota, tonto.
Bochinche: **1** Fiesta. **2** Lugar que está en malas condiciones.
Bofe: Persona muy desagradable.
Bohío: Choza con suelo de tierra, paredes de madera y techo de palma.
Boki-toki: Del inglés "walkie-talkie". Para referirse a un teléfono grande y pasado de moda.
Bolá: Rumor, comentarios callejeros.
Bola: **1** Rumor, comentarios callejeros. **2** Dar pie con bola: Saber como hacer o resolver algo. **3** Estar arriba de la bola: Estar actualizado. **4** Pasar la bola: Diseminar un rumor o comentario. **5** Pasar la bola: Pasar algo o una situación a otra persona. **6** Andar a la bola: Andar desnudo.
Bolchevique: Gorra Gatsby.
Boleta/o: Ticket o billete.
Bolina (se fue a): **1** Para decir que algo o alguien se fue, se perdió, desapareció. **2** Para indicar que se fastidió, dejó de existir, de funcionar.
Bollo: Órgano sexual femenino.
Bollúa: Se dice cuando a una mujer se le marca el gran tamaño/volumen del órgano sexual a simple vista.
Bolos: Rusos.
Bomba: **1** Persona antipática, insoportable. **2** Una bomba: Cantidad de $20 en cualquier moneda. **3** Fruta bomba: Papaya. **4** Estar fuera de bomba: Falto de entrenamiento.

5 Poner bomba: Crear mala opinión o criterio negativo sobre alguien.
Bombillo: Bombilla.
Bombo (estar en el): Algo o alguien que es muy popular.
Bonche: **1** Broma, chiste, juego, burla. **2** Coger a alguien pal bonche: Utilizar a alguien, burlarse.
Boniato: **1** Patata dulce, tubérculo. **2** Recoger un boniato: Tropezar mientras caminamos.
Bonitillo/a: Persona guapa.
Boquetero: Persona que come mucho, comilón.
Bosque: Tener mucho pelo, generalmente en la zona genital.
Botao (estar): No entender nada.
Botear: Ofrecer servicio de taxi en cualquier tipo de transporte.
Botella (coger/pedir): Hacer dedo o autostop.
Bravo/a (estar): Enojado, enfadado, violento, agresivo.
Breker: Interruptor general de electricidad.
Brete: Chisme, confusión, enredo, lío.
Bretero/a: Chismoso, persona a quien le gusta crear enredos, líos.
Bruja (estar): Que tiene muy poco o nada de dinero.
Bruto: Persona poco inteligente.
Bucear: Practicar sexo oral.
Buche: **1** Garganta, esófago. **2** Batido de buche: Persona o cosa desagradable, irritante, fastidiosa, agobiante y molesta.
Buchito: Cantidad muy pequeña de algo, generalmente de algún líquido.
Bulla: Ruido en general.
Bumbumchápata: Cualquier transporte "raro".
Buquenque: Persona que te conecta con choferes de bus, taxi o coches de caballos a la hora de viajar.
Burra (espantar la): Irse, largarse.
Burujón: Hacer un bulto de algo.
Burumba: Situación o gestión.
Burundanga: Homosexual u hombre afeminado.
Buti: **1** Persona gorda. **2** Está buti: Para indicar que algo es bueno, agradable, atractivo.
Buyón: Olla de metal de diversos tamaños para cocinar.
Buzo: Persona que hurga en los contenedores de basura.

C

Caballito: **1** Fusible de luz. **2** Policía que anda en moto.
Caballo: **1** Cuchillo grande. **2** Hombre fuerte.**3** Persona que es agradable, correcta, sociable.
Cabezidura: Persona poco inteligente.
Cabilla: **1** Pene. **2** Dar cabilla: Tener sexo.
Cabo: **1** Colilla del tabaco o del puro. **2** Tirar un cabo: Ayudar a alguien en cierto modo.

Cabrón/a: **1** Cornudo/a. **2** Hacerse el/la cabrón/a: Hacerse el/la duro/a, difícil.
Cabulla: Cuerda, soga.
Cacafuaca: Persona sin valores, principios, ética.
Cachá: Calada o bocanada que se le da a un cigarrillo.
Cacharro: Automóvil viejo y/o en malas condiciones.
Cachimbo: Pistola, revolver.
Caer (en eso): Hacer algo que no se considera correcto.
Cafre: Persona poco inteligente.
Cagalitroso/a: Niño/a o persona inmadura.
Cagao: Ser cagao a alguien: Para indicar que se parece mucho a alguien.
Cagazón: Desorden, suciedad.
Cagua: Sombrero.
Caja: Entrar en caja: Mejorar el comportamiento, rendimiento.
Cajitas: Coger cajitas: Conseguir algo.
Calambuco: Bebida alcohólica de muy mala calidad.
Calandraca: **1** Lombriz muy fina. **2** Persona muy delgada.
Caldero: **1** Recipiente plástico o metálico que se usa mayormente en la cocina. **2** Meter en el caldero: Ponerle un hechizo o maleficio a alguien.
Caldo: Un pedo.
Caldosa: Especie de caldo o sopa potente, cargado de carnes y verduras variadas.
Calentar: **1** Calentar la pista/party: Cuando alguien con sus encantos y comportamiento crea un ambiente de provocación, excitación, lujuria. **2** Calentar la pista/party/cosa/jugada: Cuando alguien crea conflictos o ambientes problemáticos en un lugar determinado.
Calentico (el): Pantalón o short muy corto.
Calso: Merienda pequeña.
Calzoguagua: Bizcocho denso.
Camaján/ana: Persona astuta, pícara, que se desenvuelve con mucha facilidad en la vida cotidiana.
Camancola: Encerrona.
Camao: Persona astuta, pícara, con una gran experiencia en la vida cotidiana.
Camarón: Cantidad de $30 en cualquier moneda.
Cambalache: Negocio, intercambio.
Cambolo: Piedra grande.
Camello: Tipo de transporte público híbrido entre camión y bus.
Camiseta: Prenda interior o exterior sin mangas.
Campana (estar): **1** Estar saludable. **2** Estar listo, preparado o al corriente de una situación/algo.
Campismos: Instalaciones recreativas para hacer acampada, mayormente situadas en orillas de ríos o playas.
Cana: **1** Cárcel, prisión. **2** Estar cana: Estar en prisión.
Canapé: Cama individual portátil, hecha de tubos y lona.
Cañas: Para referirse al dinero.
Cancha: Persona simpática, muy sociable.
Cancharros: Recipientes plásticos o metálicos que se usan mayormente en la cocina.

Candao: 1 Estilismo masculino de la barba en forma de candado, perilla. **2** Cerrao como un candao: Cuando alguien está en un alto nivel en diferentes aspectos de la vida (vestir, casa, automóvil, etc.) **3** Cerrao como un candao: Cuando alguien no permite que nadie interfiera en sus asuntos.
Candela: 1 Fuego o incendio. **2** Mujer fácil, mujerzuela, golfa. **3** Candela pal sindicato!: Expresión de asombro. **4** Candela!: Expresión de asombro. **5** Candela al jarro: Usado para expresar disposición total para hacer algo. **6** Meterse en candela: Meterse en problemas. **7** Estar en candela: Persona de mal cuerpo y apariencia física, nada atractiva.
Canillú/a: Persona de piernas flacas.
Cañona: 1 Imposición, presión que se ejerce sobre alguien. **2** A la cañona: A la fuerza. **3** Meter una cañona: Colarse, mejorar algo o una posición usando la astucia o el forcejeo.
Cara: 1 Cara de papa/tabla: Desvergonzado/a. **2** Cara de tranca: Cara de enojado/a, molesto/a.
Caramelo: 1 Persona muy amable, de buen carácter. **2** Mujer muy bella y sensual.
Carapacho: Cuerpo voluminoso.
Carbón: Persona de raza negra (de piel muy oscura).
Carmelita: Color pardo, color canela.
Carnes (las): Para referirse a las mujeres.
Carpati: Motocicleta rusa de cilindrada pequeña.
Carriola: Especie de patinete.
Carro: 1 Automóvil. **2** Carro de la carne: Mujer corpulenta atractiva. **3** Meter el carro en el barro: Tener sexo anal.
Carroñero/a: Persona que tiene relaciones sexuales con personas de mala apariencia.
Casino: 1 Música salsa. **2** Bailar casino: Bailar salsa. **3** Rueda de casino: Bailar salsa en grupo y formando un círculo.
Casuelero: Hombre chismoso, que se inmiscuye en los asuntos de mujeres.
Catalina: Plato de la bicicleta.
Catao: Interruptor general de electricidad.
Catey: Periquito.
Cayuco: Persona estúpida, de poca inteligencia.
Cigarreta: Lancha rápida.
Cigarro: Un tabaco, cigarrillo.
Clan: Equipo o grupo de personas.
Clavar: 1 Tener relaciones sexuales. **2** Lo/la clavaron: Lo/la "jodieron". **3** Estar clavao: Tener algo guardado y no querer compartirlo.
Clavo (un): Algo aburrido.
Close: Armario para la ropa.
Coba: 1 Para referirse a un conjunto de ropa. **2** Dar coba: Hablar, intentar convencer. **3** Darse coba: Demorarse mucho haciendo algo, generalmente al vestirse.
Cobio: Amigo, socio, colega...
Coche: Carruaje tirado por

caballos.
Cocotazo: Golpe en la cabeza con los nudillos.
Cocote: Cabeza.
Cocuyo: Escarabajo bioluminiscente.
Coditos: Macarrones muy cortos y curvos.
Cogedor: Hombre mujeriego, Don Juan.
Coger: **1** Coger la baja, pal trajín/relajo/bonche/pa mis cosas: Utilizar a alguien, burlarse. **2** Coger lucha: Preocuparse mucho por algo o alguien. **3** Coger el pico/la boca: Besar. **4** Coger el siete: Sexo anal. **5** Coger la pista: Salir para la calle. **6** Coger el ponche: Reparar la perforación en el neumático. **7** Coger movido/ fuera de base: Sorprender a alguien haciendo algo inapropiado indebido. **8** Cojer cajitas: Conseguir algo. **9** Nos cogemos: Nos vemos (manera de despedirse). **10** Coger un cinco/diez: Tomar un descanso breve, 5 o 10 minutos.
Cohete: Mujer fácil, mujerzuela, golfa.
Coima (la): **1** Listado que se lleva de los puntos alcanzados por los jugadores de dominó. **2** Propina dada a modo de soborno.
Cojonú: Hombre muy valiente, osado.
Colada (hacer una): Preparar café.
Colaita (hacer una): Preparar café.
Colcha: **1** Manta para cubrirse cuando hay frío. **2** Trapo o fregona de suelo.
Comebola: Estúpido, idiota, tonto.
Comegofio: Imbécil. .
Comelata: Cuando se come mucho.
Comemierda: Estúpido, idiota, tonto.
Cómoda: Mueble de tocador con espejo.
Compay: Amigo, socio, colega...
Completa: Plato combinado.
Concretera: Hormigonera.
Concuño/a: Hermano/a de nuestra cuñado/a.
Confronta: Las horas de la madrugada.
Consorte: Amigo, socio, colega...
Contén: Acera.
Coqueta: Mueble de tocador con espejo.
Cordel: Cadena de cuello.
Corduroy: Tejido grueso, pana.
Coriza: Alergia, congestión nasal.
Cortao: **1** Persona introvertida, tímida. **2** Está cortao: Que tiene mal olor en las axilas. **3** Tener el cuerpo cortao: Sentirse mal, abatido, sin deseos de nada.
Cortar: **1** Cortarse: Pisar excrementos, mierda. **2** Cortar el agua y la luz: Cortar relaciones con algo o alguien. **3** Cortar la guara: Cortar la confianza.
Cosa (la): Situación o gestión.
Crema: Algo de buena calidad o alguien de buena apariencia.
Creyón: Lápiz labial.
Crica: Órgano sexual femenino.
Cricúa: **1** Mujer osada, valiente.

2 Se dice cuando a una mujer se le marca el gran tamaño/volumen del órgano sexual a simple vista.
Cromito: Algo de buena calidad o álguien de buena apariencia.
Cromo: Algo de buena calidad o álguien de buena apariencia.
Croqueta: **1** Mentira o exageración. **2** Ataque de la croqueta: Se dice cuando a alguien le da una perreta o se molesta mucho.
Cruzao (estar): Tener mucha hambre.
Cuadra: **1** Manzana, bloque. **2** Me cuadra: Para decir "sí" (afirmación o reafirmación).
Cuadrao: Persona con ideas rígidas, de mente cerrada.
Cuadrar: **1** Acordar. **3** Cuadrarse en home: Mantenerse firme en una posición.
Cuartería: Especie de casas adosadas de una planta.
Cubana (hacer una): Cuando una mujer masturba a un hombre usando sus senos.
Cucaracha: Cobarde.
Cuchi-cuchi (hacer): Tener relaciones sexuales.
Cucuyo: Escarabajo bioluminiscente.
Cuento: **1** Chiste. **2** Mentira o justificación.
Cuje: **1** Potencia en el brazo. **2** Especie de látigo. **3** Dar cuje: Usar algo con mucha frecuencia.
Cuero (dar): Molestar a alguien verbalmente, hacer bromas pesadas.
Culero: Pañal de bebé, puede ser de tela o desechable.
Culicagao: Se le dice a los niños y adolescentes cuando quieren hacer cosas de los mayores.
Culillo (tener): Alguien intranquilo, impaciente.
Cumbancha: Diversión, juerga.
Cundango: Homosexual u hombre afeminado.
Cuqui (estar): Para indicar que algo es bueno, agradable, atractivo.
Curda: **1** Borracho. **2** Embriaguez, borrachera. **3** Tremenda curda: Borrachera muy grande.
Curiel: Conejillo de indias.
Curiela: Mujer que ha tenido varios hijos (+3).
Curralar: Trabajar.
Curralo: **1** El curralo: Lugar donde se trabaja. **2** Un curralo: Algún trabajo que se esta haciendo o se va a hacer.
Cutara: Chancletas.

CH

Chalana: **1** Especie de embarcación rústica. **2** Zapato de talla grande.
Chama (el/la): Niño/a.
Chamacos: Niños/as.
Chambelona: Especie de caramelo, mayormente de forma redonda.
Champola: Jugo o batido de guanábana.
Chance: Oportunidad.
Chanchullo: Chisme,

confusión, enredo, lío.
Chancleteo: Comportamiento de bajos modales.
Chancletera: Mujer vulgar, barriobajera.
Chántate: Para decir "siéntate".
Chapa: Matrícula del automóvil.
.**Chapapote:** **1** Asfalto. **2** Persona de raza negra (de piel muy oscura).
Chapear: Quitar las malas hierbas de un área determinada usando un machete y un garabato.
Chaperón: Aguanta velas.
Chaqueta: **1** Cazadora. **2** Chaqueta de mezclilla: Cazadora tejana o vaquera. **3** Sacar chaqueta: Crear una pelea, discusión, riña.
Charangón: Tipo de transporte público híbrido entre camión y bus.
Chardo: Persona de raza negra.
Chaveta: Navaja, cuchilla.
Chavitos (los): Moneda convertible o divisa (CUC).
Cheles (los): Efectos personales, equipaje y otras pertenencias.
Cheo/a: Persona con mal gusto vistiendo.
Cherna: Homosexual u hombre afeminado.
Chícharo: **1** Guisante. **2** Para referirnos a algo muy difícil, mayormente usado en el ámbito académico. **3** No dispara un chícharo: Para referirse a alguien que no trabaja, que no hace nada.
Chicharritas: Plátano verde cortado en rodajas finas y frito.
Chicharrón: **1** Adulador. **2** Delator.
Chico/a: Usado para dirigirnos a la persona con quien hablamos.
Chiflao: Persona demente, loco.
Chiflar: **1** Silbar. **2** Va que chifla: Para decir que algo o alguien va muy rápido. **3** Está chiflando el mono: Para decir que hace mucho frío.
Chiflío: Silbido.
Chilindrón: Plato confeccionado a base de carne de chivo.
Chillando gomas: Pasar por situaciones difíciles.
Chinchila: Ave Reinita o chispe.
Chipojo: Lagarto o camaleón muy grande.
Chiquero: Desorden, suciedad.
Chirimbolo: Cualquier objeto que desconocemos su nombre.
Chiringa: Cometa hecha solamente con papel.
Chirriando gomas: Pasar por situaciones difíciles.
Chirriquitico: Para referirnos a algo muy pequeño.
Chismosa: Lámpara de mano, de fabricación casera hecha con una mecha y algún tipo de combustible.
Chispeao: Estar desconfiado.
Chispetrén: Bebida alcohólica de muy mala calidad.
Chispita: Motocicleta rusa de cilindrada pequeña.
Chiva: Chivato, soplón.
Chivao (estar): **1** Echarse a perder, dañarse, romperse. **2** Estar enfermo.

CH D

Chivar: Molestar, joder, jeringar.
Chivarse: **1** Echarse a perder, dañarse, romperse. **2** Estar enfermo.
Chivatear: Delatar, denunciar.
Chivichana: Especie de patineta hecha con madera y caja de bolas.
Chivo: **1** Bicicleta. **2** Apuntes que se llevan ocultos para usar en los exámenes. **3** Hacerse el chivo loco: Pretender que no sabemos o no entendemos algo.
Chocha: Órgano sexual femenino.
Chola: Cabeza.
Chopy: Tiendas en CUC.
Choricera: Caos, desorden.
Choripan: Pan con un chorizo frito.
Choro: Carterista.
Chucho: **1** Rama fina de árbol que se usa como látigo. **2** Dar chucho: Molestar a alguien verbalmente, hacer bromas pesadas. **3** Dar chucho: Usar algo con mucha frecuencia. .
Chupa-chupa: Chupa chups.
Chupón: Chupetón.
Churre: Suciedad.
Churroso: Muy sucio.

D

Dedo: **1** Al dedo: Obtener algo sin tener que pagar. **2** Sácame el dedo: Déjame tranquilo.
Defondao: **1** Persona que come mucho, comilón. **2** Persona sin valores, principios, ética.
Desaguacatao: **1** Persona aburrida o desanimada. **2** Persona que come mucho, comilón. 3 Homosexual u hombre afeminado.
Descarga: **1** Relación amorosa sin compromiso, informal. **2** Echarle una descarga: Regañar a alguien.
Descargarce: **1** Personas que tienen buenas relaciones. **2** Descargace fula: Personas que tienen malas relaciones.
Descarguita: Pequeña fiesta o reunión con música y bebidas.
Descascararse: Desnudarse.
Descojonar: Destrozar, romper, golpear.
Descojonarse: Hacerse daño.
Desconchinflao: Algo que está roto, desbaratado.
Desguabinar: Destrozar, romper, golpear.
Desguabinarse: Hacerse daño.
Desparpajo: **1** Desorden, caos. **2** Diversión a gran escala.
Desplayarse: Cuando alguien dice todo lo que piensa/siente en un momento determinado.
Despelote: **1** Fiestón. **2** Gran desorden.
Despelotarse: Salirse de si mismo, descontrolarse.
Despingar: Destrozar, romper, golpear.
Despingarse: **1** Hacerse daño. **2** Despingarse de la risa: Reírse mucho.
Despojo: Ritual en el que se limpian el cuerpo y el alma de malas energías.
Desteñirse: Perder los valores.

Destimbalar: Destrozar, romper, golpear.
Destimbalarse: Hacerse daño.
Destoletar: Destrozar, romper, golpear.
Destoletarse: Hacerse daño.
Diabla (una): Mujer fácil, mujerzuela, golfa.
Dichabar: Delatar, denunciar.
Dichabao: Para decir "sí" (afirmación o reafirmación).
Dos (hacer el): 1 Defecar. **2** Hacer compañía o ayudar.
Dorador: Bronceador.
Drinquis: Tragos de cualquier tipo de bebida alcohólica.
Durísima (está): Una chica muy atractiva.
Dale: Para decir "sí" (afirmación o reafirmación).
Dao: Situación, ambiente, entorno.
Desgreñada: Despeinada, sin arreglar.
Desguabinao: 1 Muy cansado, sin fuerzas, hecho polvo. **2** Objeto que está roto, que no funciona.
Desmayar: Desmaya eso/esa talla: Olvídate de eso.
Disparar: 1 Intentar conquistar a alguien. **2** Masturbarse. **3** No dispara un chícharo: Para referirse a alguien que no trabaja, que no hace nada.
Despetroncao (ir): Se refiere a alguien que camina o corre muy rápido.
Despetroncarse: Hacerse mucho daño al caerse de algún lugar o golpearse con algo.

E

Ecobio: Amigo, socio, colega...
Embaracutey: Se le dice a una mujer embarazada.
Embarajar: 1 Posponer o desviar una situación continuamente. **2** Esconder algo.
Embarcao (estar): Estar "jodío", con problemas.
Embarcar: Incumplir con alguien, dejar plantado/tirado a alguien.
Embelequero: Hombre chismoso, que se inmiscuye en los asuntos de mujeres.
Embollao: Cuando a alguien le gusta mucho una chica, enamorado, enchochado.
Embullao: Persona animada.
Emburujar: Hacer un bulto de algo.
Empachao: 1 Persona antipática, que siempre está de mal humor. **2** Persona que está en desacuerdo con todo, que nada le parece bien.
Empatarse: Unirse sentimental o sexualmente con alguien.
Emperchao (estar): Persona que viste bien.
Empercudío/a (estar): Persona sucia, mugrienta.
Empingao (ser/estar): 1 Está empingao: Para indicar que algo es bueno, agradable, atractivo. **2** Está empingao: Enojado, molesto. **3** Es empingao: Persona que es agradable, correcta, sociable.
Empingarse: Enfadarse.

E
F

Encabronao (estar): Enojado.

Encendío (estar): 1 Se le dice a alguien cuando huele mal. **2** Enojado. **3** Persona de mal cuerpo y apariencia física, nada atractiva.

Enchuchar: 1 Enganchar los vagones a la locomotora. **2** Enchuchar el perro: Decirle al perro que ataque.

Enchuflar: Conectar a la corriente cualquier equipo eléctrico.

Enchujar (el perro): Decirle al perro que ataque.

Encobao: Persona que viste bien.

Encojonao (estar): 1 Enojado. **2** Para indicar que algo es bueno, agradable, atractivo.

Encuero (andar): Andar desnudo.

Enganchao (estar): Enamorado.

Enguatada: Camiseta de manga larga.

Enmasao: Persona que tiene mucho dinero.

Enmasetao: Persona que tiene mucho dinero.

Enmoñao (estar): Estar en una situación específica, generalmente negativa.

Envolvencia: Situación intrigante, asunto poco claro.

Enyerbao (estar): Estar en problemas, tener conflictos.

Equelecuá: Para decir que algo está bien, confirmación de que estamos de acuerdo con lo que otra persona dijo o hizo.

Escachao (estar): Tener muy poco o nada de dinero.

Escacharse: Cuando algo sale mal.

Escache: Un problema.

Escapao (estar): Se dice cuando alguien es muy talentoso o inteligente.

Escaparate: Armario para la ropa.

Espantarse: Hacer mucho de algo (comer, beber, esperar, etc.).

Espejuelos: Gafas.

Esperancejo: Para hablar de terceras personas sin hacer referencia a su nombre.

Espornosin (tener): Se le dice a alguien que no tiene relaciones sexuales.

Espuelas (tener): Cuando una persona es muy astuta, pícara, que tiene mucha experiencia de la vida.

Espurruñar: Estrujar, aplastar, exprimir.

Estilla (la): Para referirse al dinero, cualquier moneda.

Estrallao (estar): Alguien a quien le ha ido mal en la vida.

Explicotéate: Para decirle a alguien que se explique mejor.

Explotao (estar): Muy cansado, agotado.

F

Fa: Detergente en polvo usado para lavar ropa y en ocasiones para fregar platos.

Facharín: Ladrón.

Facho: Robo.

Fai: Carpeta de cartulina.

Fajao: **1** Se dice cuando alguien combina cuadros y rayas al vestir. **2** Guapo y fajao: Especie de bocadillo grande. **3** Guapo y fajao: Persona sin miedo a nada, que no se rinde.
Fajar: Conquistar a alguien, ligar.
Fajarse: Pelear.
Fajasón: Pelea grande.
Fañoso: Gangoso.
Faos (los): Para referirse a los dólares americanos.
Farandulero/a: Persona a la que le gustan mucho la moda, las fiestas y la vida nocturna.
Farol (apagar el): Demostrarle a alguien que sí puedes hacer/lograr algo.
Feliciano: Persona muy tranquila, de carácter apacible.
Ferromozo/a: Azafata de tren.
Festecún: Fiesta.
Fetecún: Fiesta.
Fiana: **1** La policía. **2** Automóvil de la policía.
Fibra: Carne.
Fiera: **1** Amigo, socio, colega... **2** Ser una fiera: Ser muy bueno en algo.
Fígaro: Barbero, peluquero.
Fijarse: Copiar de otros en un examen.
File (de huevos): Cartón de huevos.
Filo: **1** Oportunidad. **2** Dar un filo: Permitir algo, dar una oportunidad.
Filtro: Persona muy inteligente.
Fiñes: Niños.
Fita: Automóvil de la policía.
Fleje: **1** Persona muy delgada. **2** Mujer de mala apariencia.
Flete: Mujer fácil, mujerzuela, golfa.
Flojito: Homosexual u hombre afeminado.
Flojo/a: Persona indecisa, con pocos deseos de hacer algo.
Foco: **1** Bombilla. **2** Formar foco: Crear una situación conflictiva o desagradable en público.
Fondillo: Nalgas o culo.
Fongos: Variedad de plátano.
Forrao: **1** Estar bien abrigado. **2** Persona con mucho dinero.
Forro: **1** Algo falso, copia, imitación. **2** Meter forro: Hacer trampas.
Fosforera: Encendedor.
Fotingo: **1** Nalgas o culo. **2** Cualquier automóvil muy antiguo.
Fotutazo: **1** Bocinazo. **2** Un pedo.
Frazada: Trapo o fregona de suelo.
Frigidaire: Refrigerador, nevera.
Frío (el): Refrigerador, nevera.
Fritunbare (estar): Cuando a una persona le gusta mucho otra, estar enamorado/a.
Fuácata: Se usa al hablar para sustituir una acción (mayormente golpes) sin dar mucho detalle.
Fueguiar: Lo que hacen las/los jineteras/os. jineteras/os
Fuerte (está): Una chica corpulenta muy atractiva.
Fuetazo: Golpe o corrientazo eléctrico.
Fuete: Rama de un árbol muy fina.
Fufú: Puré de vianda hervida, mayormente plátano burro,

F

malanga o patata.

Fula: **1** Persona desagradable. **2** Los fula: Para referirse a los dólares americanos.

Fumigar: Tirarse un pedo.

Fundío (estar): Estar muy cansado, agotado.

G

Gabinete: La casa.

Gago: Tartamudo.

Galdin: La casa.

Gallegos: Españoles en general.

Galletazo: Bofetada, tortazo en la cara.

Galúa: Bofetada, tortazo en la cara.

Gandinga (tener): Falta de escrúpulos.

Gandío: Tacaño, mezquino, ruin.

Gangarria: Accesorios que se utilizan de forma recargada.

Ganso: Homosexual u hombre afeminado.

Gao: La casa.

Garabato: **1** Alguien muy delgado. **2** Rama de árbol cortada en forma de "1" que se utiliza para cortar hierba o malezas.

Garage: Gasolinera.

Garza: Persona con las piernas largas y delgadas.

Gaveto: La casa.

Gaznatón: Puñetazo.

Gil: Estúpido, idiota, tonto.

Giles: Turistas.

Globero: Mentiroso.

Globo: **1** Mentira, información distorsionada. **2** Inflar globo: Crear una mentira, especular sobre algo o alguien.

Gomas: **1** Neumáticos. **2** Zapatos.

Gorrión (tener un): Estado de ánimo nostálgico, melancólico.

Gorrito: Condón, preservativo.

Grillo: **1** Persona muy delgada. **2** Mujer de mala apariencia.

Guácara con guácara: Lesbiana.

Guacha/o: **1** Campesina/o. **2** Dar guacha: Tener relaciones sexuales.

Guachipupa: Bebida o refresco de mala calidad.

Guagua: Autobús, bus.

Guaguancó: Baile típico cubano, generalmente a ritmo de percusión.

Guagüero: Conductor de guagua (autobús).

Guajacón: Renacuajo.

Guájaro: Para referirse a los campesinos.

Guajiro/a: **1** Campesino/a. **2** Persona que vive en las zonas rurales.

Gualfarina: Bebida alcohólica de muy mala calidad.

Guanajá (la): Tontería.

Guanaja: Para referirse a los ahorros que se guardan en casa.

Guanajo: **1** Pavo. **2** Estúpido, idiota, tonto.

Guaniquiqui (el): Para referirse al dinero, cualquier tipo de moneda.

Guano: **1** Para referirse al dinero, cualquier tipo de moneda. **2** Hoja seca de la palma.

Guante: **1** Cara de guante: Descarado, sin vergüenza. **2** Al duro y sin guante: Situación extrema.

Guapería: Modo desafiante o "problemático" de comportarse, con chulería.

Guapo: **1** Persona desafiante, a quien le gusta crear peleas, problemas, conflictos. **2** Guapo y fajao: Especie de bocadillo grande.

Guara: Confianza.
Guarachear: Ir de fiesta.
Guarachero: Fiestero, parrandero.
Guarapeteao: Estampado tipo camuflaje, con varias tonalidades.
Guarapitos: Policías aficionados que visten de verde.
Guarapo: El jugo de la caña de azúcar.
Guardao (estar): Estar en prisión.
Guardarraya: Sendero, camino que se encuentra entre cultivos, mayormente cañaverales.
Guaricandilla: Mujer fácil, mujerzuela, golfa.
Guariguari: Homosexual u hombre afeminado.
Guaroso: Persona muy sociable.
Guasasa: Mosca muy pequeña, mosca de la fruta.
Guataca: **1** Azadón. **2** Ser un guataca: Persona aduladora. **3** Las guatacas: Para referirse a las orejas.
Guatacón: Adulador.
Guateque: Fiesta campesina.
Guayaba: Mentira.
Guayabera: Camisa típica de Cuba, generalmente de manga corta, blanca, con 4 bolsillos delante.
Güiro: **1** Fiesta. **2** Cabeza.

H

Hechongo: Persona que tiene mucho dinero.
Herido (estar): Tener mucha hambre.
Hierro: **1** Cuchillo grande. **2** Pene. **3** Tremendo hierro: Algo de buena calidad o álguien de buena apariencia. **4** Hacer hierros: Ir al gimnasio, levantar pesas. **5** Comerse los hierros: Entrenar duro en el gimnasio.
Hígado: Persona muy desagradable.
Hilo dental: Tanga de hilo.
Hoja: **1** Buena hoja: Persona buena practicando el sexo. **2** Mala hoja: Persona que no es buena practicando el sexo.
Horita: Después, más tarde.
Huele culo: Persona aduladora.

I

Imperfecto: Persona que está en desacuerdo con todo, que nada le parece bien.
Inán: Nalgas o culo.
Indio (el): **1** El sol. **2** Persona de piel oscura y pelo lacio.
Inflar: Mentir o exagerar.
Íntimas: Compresas.
Itacas: Italianos.
Iyawó: El que ha sido iniciado en santería, normalmente viste de blanco.
Izquierda: **1** Rosca izquierda: Persona desagradable. **2** Por la izquierda: Todo lo que se hace fuera de la normativa.

J

Jabao: Persona mestiza, con piel clara y pelo crespo.
Jabao capirro: Persona mestiza de piel clara, pelo rubio y crespo.
Jabuco: Bolsa grande de tela. .
Jaiba: **1** Especie de cangrejo. **2** Boca de jaiba: Se le dice a la persona que tiene la boca muy grande.
Jalao (estar): Estar borracho.
Jama: **1** Comida en general. **2** Buque de jama: Plato grande de comida.
Jamaliche: Persona que come mucho, comilón.
Jamar: **1** Comer. **2** Jamarse un cable/una soga: Pasar por situaciones difíciles.
Jamasón: Comer mucho.
Jamo: **1** Red que sirve para pescar. **2** Boca muy grande.
Jamón: Rival fácil de vencer.
Jamonero: Hombre que manosea a las mujeres cuando les habla, o que espera las cosas fáciles.
Jamoneta: Rival fácil de vencer.
Jan (dar): Tener sexo.
Janazo: Un golpe físico o psicológico.
Jarana: Broma, burla.
Jaranear: Bromear, no hablar en serio.
Jarro: Jarra de metal de diversos tamaños.
Jartera: Comer mucho.
Java: Bolsa de papel, tela o plástico.
Javita: Javita de nailon: Bolsa de plástico.
Jeva/o: Novia/o, chica/o.
Jevita/o: Novia/o, chica/o.
Jevitas: Para referirse a las mujeres.
Jevoso: Hombre mujeriego, Don Juan.
Jíbaro: **1** Persona arisca, difícil de tratar. **2** Animal que vive en libertad o que es difícil de domesticar.
Jimaguas: Gemelos, mellizos.
Jinetear: Lo que hacen las/los jineteras/os. jineteras/os
Jinetera/o: Persona que tiene relaciones sexuales con extranjeros a cambio de beneficios.
Jiribilla (tener): Ser hiperactivo/a.
Jodedera: **1** Situación continua, mayormente problemática. **2** Acción de molestar a alguien.
Jodedor: Persona bromista.
Jolongo: Bolsa grande, generalmente de tela.
Juégala: Para decir "hazlo bien, se inteligente, ten cuidado".
Jugada: Determinado asunto, tema o situación.
Jugó: Para decir "sí" (afirmación o reafirmación).
Jugo: **1** Zumo. **2** Serpiente.

K

Kawama: **1** Tortuga de mar. **2** Persona muy gorda.
Kei: Pastel, tarta.

Kikos: Zapatos, en general de plástico.
Koniec: Para decir que algo se terminó, concluyó.

L

Ladilla: **1** Persona que molesta mucho. **2** Persona insistente.
Ladrillo: Lada, automóvil de fabricación rusa.
Lágrimas: Gafas o gafas de sol.
Lagues: Cervezas.
Lámpara: Ladrón.
Largo (hacerse el): Hacerse el loco/desentendido.
Lechuza: Persona de ojos muy grandes.
Legilar: Pensar bien las cosas, analizar.
Lentes: Gafas o gafas de sol.
Lento: **1** Persona no muy lista. **2** Estás lento para tu peso: Para decirle a alguien que debería ser más rápido.
Lija (darse): Tardar/demorarse mucho haciendo algo.
Lima: Camisa.
Limpieza: Ritual en el que se limpian el cuerpo y el alma de malas energías.
Llama (estar en): **1** Para indicar que algo es malo, de mala calidad o que no sirve. **2** Persona de mal cuerpo y apariencia física, nada atractiva. **3** Para expresar que estamos en algún problema o situación complicada.

M

Macao: Cangrejo ermitaño.
Mácara: Estafador, mentiroso.
Machucar: Machacar.
Magua (la): Para referirse al dinero, en cualquier moneda.
Maíz: **1** Lo cogieron asando maíz: Sorprender a alguien en una actividad incorrecta. **2** Echar maíz: Cortejar a alguien desde muy joven.
Majá: **1** Serpiente. **2** Holgazán, vago, perezoso.
Majaciar: Holgazán, vago, perezoso.
Majadero: Para referirse a alguien intranquilo, desobediente, generalmente a un niño.
Majomía: Obsesión, empecinamiento.
Mamalón: Holgazán.
Mamao: Persona que depende de los demás (generalmente de sus padres).
Mamirriqui: Mujer atractiva y de buen cuerpo.
Mami: **1** Modo cariñoso de llamar a nuestra pareja o amiga. **2** Las mamis: Para referirse a las mujeres.
Mamita: Modo cariñoso de llamar a nuestra pareja (mujer).
Mamoncillo: Mamón o huaya.
Mandao: **1** El mandao: Para nombrar algo sin especificar lo que es. **2** Estar mandao: Estar alterado, acelerado. **3** Mandao y zumbao: Estar alterado, acelerado.
Mandarria: **1** Martillo muy

grande y pesado. **2** Batido de mandarria: Persona muy desagradable.
Mango: 1 Hombre o mujer atractivo/a y de buen cuerpo. **2** Arroz con mango: Confusión, enredo. **3** Coger mangos bajitos: Hacer u obtener algo de modo fácil.
Mangón: Hombre o mujer atractivo/a y de buen cuerpo.
Mangrino: Persona desesperada y/o ansiosa por tener sexo.
Manichear: 1 Manejar una situación. **2** Llevar el control de un negocio. **3** Manipular.
Máquina: 1 Automóvil americano de los años 40 y 50. **2** Correr una máquina: Hacer una broma, mayormente por teléfono.

M

Marcando (estar): 1 Seguir a alguien/algo con la vista. **2** Controlar a alguien/algo de cierto modo.
Marcar: 1 Pedir el último turno en una fila. **2** Seguir a alguien/algo con la vista. **3** Controlar a alguien/algo de cierto modo. **4** Marcar tarjeta: Reportar donde estamos y lo que estamos haciendo, ya sea a los padres, la pareja etc. **5** Estar marcado: Estar fichado o vigilado por la policía.
Mareao: Persona que no está al corriente de lo que pasa a su alrededor.
Mariachi (estar): Persona que no tiene ni idea sobre un tema o situación.
Mariquitas: Plátano verde cortado en rodajas finas que se fríen.
Masacote: Bulto, montón.
Mascá (la): Para referirse al dinero en general.
Maseta: Persona que tiene mucho dinero.
Mata: 1 Cualquier árbol o planta. **2** La mata de ...: Para referirse a un lugar que es la meca de algo.
Mata pasión: Prenda interior nada sexy.
Matar: 1 Matar un gallito/acción/jugada: Resolver o gestionar algo. **2** Matar con el dato/detalle: Me convenciste.
Matatán: Hombre mujeriego, Don Juan.
Matavaca: Cuchillo grande.
Mate: 1 Beso. **2** Dar/meter un mate: Besar.
Matemango: Mal jugador o malo haciendo cualquier cosa.
Material: 1 Materiales: Para referirse a las mujeres. **2** Tremendo material: Mujer corpulenta atractiva. **3** Tremendo material: Algo de buen ver.
Matojo: Tener mucho pelo, generalmente en la zona genital.
Matorral: Tener mucho pelo, generalmente en la zona genital.
Matraca: 1 Cualquier objeto o cosa que no sabemos lo que es, o no recordamos su nombre. **2** Persona insistente.
Matraquilla: Insistencia, dar la lata.
Matules (los): Equipajes.
Matungo (estar): 1 Estar enfermo. **2** Estar muy cansado.

3 Estar muy desanimad.
Matusalén: Algo viejo, que no se usa.
Mayimbe (el/la): El jefe o la jefa.
Mecánica (la): Determinado asunto, tema o situación.
Mecaniquear: Intentar manipular, convencer o influenciar a otra persona.
Mecaniquero: Persona que intenta o se dedica a convencer, manipular, influenciar a otra persona.
Mecha: Encendedor.
Mechao/á: Persona muy inteligente.
Mechar: Hacer ejercicios en el gimnasio.
Meche: **1** Mucho esfuerzo. **2** Entrenamiento.
3 Cualquier actividad que se realiza de forma prolongada.
Media: **1** Hacer una media: Esperar un lapso de tiempo, generalmente corto. **2** Hacer la media: Hacer compañía o ayudar.
Medias: Calcetines.
Medio: **1** Moneda de 5 centavos en pesos cubanos. **2** Medio punto: Repisa. **3** Medio tronco/palo: Cantidad de $50 en cualquier moneda. **4** Medio-tiempo: Persona de edad madura, generalmente a partir de los 40. **5** Está de medio palo: Para referirse a algo que es bueno, pero no excelente.
Melao: Especie de miel que se obtiene procesando el jugo de caña de azúcar.
Melón: **1** Sandía. **2** El melón: Para referirse al dinero, cualquier tipo de moneda.
Merendero: Cafetería en las escuelas y centros de trabajo.
Merolico: Vendedor ambulante en la calle.
Meta (la): La policía.
Metío (tener un): Cuando a una persona le gusta mucho otra, estar enamorado/a.
Mezclilla: Tejido vaquero o tejano.
Michi-michi: Cosa barata, de poca calidad o sin marca.
Mierma: Para decir "mi hermano, socio, amigo..."
Miky: Persona presuntuosa.
Milordo: Bebida preparada con agua y azúcar, generalmente azúcar moreno.
Mima: Madre, mamá.
Mira hueco: Persona que espía por las ventanas o rendijas de las viviendas.
Mocha: Cuchillo para cortar caña.
Mocho: Colilla del tabaco o del puro.
Mocongo/a (el/la): El jefe o la jefa.
Mojón: **1** Una gran mentira. **2** Algo aburrido. **3** Mojón de lindero: Estúpido, idiota, tonto.
Mojonero/a: Persona mentirosa.
Molotera: Tumulto, congregación de personas.
Monada (la): La policía.
Mongo: Estúpido, idiota, tonto.
Monina: Amigo, socio, colega...
Monja (una): Cantidad de $5 en cualquier moneda.
Mono: **1** Se le dice a la persona que imita a los demás. **2** Mono deportivo: Chándal. **3** Mono

M

macaco: Persona muy fea. **4** Chiflando el mono: Para decir que hace frío.

Morcilla: Lío, asunto poco claro.

Moro: Persona de piel oscura y pelo lacio.

Moropo: Cabeza.

Morronga: **1** Pene. **2** Tremenda morronga: Para referirse a algo de muy mala calidad.

Mosca: Moskovich, automóvil de fabricación rusa.

Mosqueteros (los tres): Plato compuesto por arroz, guisantes y huevos.

Mostro/a: **1** Amigo, socio... **2** Persona que es agradable, correcta, sociable. **3** Ser un mostro en...: Ser muy bueno haciendo algo.

Motivito: Pequeña fiesta o reunión con música y bebidas.

Movida (la): Situación o gestión.

Muchos (los): Familia muy numerosa.

Muela: **1** Conversación muy larga y tediosa. **2** Hablar mucho o muy seguido de algo. **3** Dar muela: Conversar, intentar convencer a alguien. **4** Bajar muela: Conquistar a alguien, ligar.

Mueleo: Conversación tediosa y prolongada.

Muelero: Persona que habla mucho.

Muerto: **1** Ser un muerto: Persona que es muy mala haciendo algo. **2** Estar muerto en la carretera: Cuando a una persona le gusta mucho otra, estar enamorado/a.

Mula: Mujer corpulenta atractiva.

Multa: Sobreprecio en algo.

Muñequitos (los): Dibujos animados.

Musical: Cuando se toman las cosas con calma, a la ligera, sin compromiso.

N

Nagüe: Amigo, socio, colega...

Nagüitos: Personas de la región Oriental de Cuba.

Naíta: Muy poca cantidad de algo.

Nananina: Para decir "no" (negación), nada.

Narras: Personas de ojos achinados, chinos.

Nave: Automóvil.

Negativo: Para decir "no" (negación), nada.

Negrón: Persona de raza negra.

Nereida: Para decir "no" (negación), nada.

Nescafé: Para decir "no" (negación), nada.

Niche: Persona de raza negra.

Ninfas: Para referirse a las mujeres.

Niúcpaque: Para referirnos a algo que es nuevo.

Nombrete: Sobrenombre, apodo.

Nota: Embriaguez, borrachera.

Número: **1** Mentira, exageración.

2 Número fula: Jugarreta, estafa. **3** Número fula/de espanto: Decir algo inapropiado en un momento inoportuno.

Ñ

Ñame: 1 Tubérculo parecido a la malanga pero más oscuro y algo picante. **2** Persona muy tonta.
Ñampiar: Morir.
Ñáñara: Lesión ligera en la piel.
Ñoño: Persona muy consentida.

O

Obsorvo: Mala suerte.
Ocambo/a: Viejo/a, abuelo/a.
Orientales: Originarios de las provincias de Oriente, la zona Este del país.
Ostinao: Persona que está cansada o saturada de algo/alguien.
Oxidao: Rígido y con poca elasticidad.
Oxiuro (tener): Alguien intranquilo, impaciente.

P

Pachanga: 1 Diversión, juerga. **2** Tipo de sombrero de ala corta.
Pachanguita: Tipo de sombrero de ala corta.
Páfata: Se usa al hablar para sustituir una acción (mayormente golpes) sin dar mucho detalle.
Pájaro: Homosexual u hombre afeminado.
Pajiso: Hombre que se masturba en la calle.
Pajuato/a: Persona muy tímida, generalmente con personas del sexo opuesto.
Pajuso: Hombre que se masturba en la calle.
Pala (hacer la): Hacer compañía o ayudar.
Paladar: Pequeño restaurante o cafetería.
Palero: Sacerdote de la religión afrocubana dedicado mayormente a la brujería.
Palestinos: Personas de la región Oriental de Cuba.
Palillo: Pinza de colgar la ropa.
Palitos de tender: Pinza de colgar la ropa.
Palitroques: Palitos de pan finos y crujientes.
Palmiche: Fruto de la palma.
Palo: 1 Ser tremendo palo: Persona muy buena practicando el sexo. **2** Echar un palo: Tener relaciones sexuales. **3** Palo de balleta: Palo de la fregona. **4** Medio palo: Cantidad de $50, en cualquier moneda.
Palos: 1 Tragos de cualquier

tipo de bebida alcohólica, menos cerveza. **2** Zapatos. **3** Una entrá a palos: Muchos golpes.

Pan: 1 Pan con pan: Lesbiana. **2** Pan con pasta: Rival fácil de vencer.

Pantalla: Situación conflictiva y desagradable en público.

Papallúa: 1 Mujer de fuerte personalidad, que hace lo que le apetece. **2** Se dice cuando a una mujer se le marca el gran tamaño/volumen del órgano sexual a simple vista. **3** Se le dice a la mujer holgazana, que no le quiere hacer nada.

Papaya: Órgano sexual femenino.

Papazo: Un golpe físico o psicológico.

Papi: Modo cariñoso de llamar a nuestra pareja o amigo.

Papiar: Comer.

Papirriqui: Hombre atractivo y de buen cuerpo.

Papito: Modo cariñoso de llamar a nuestra pareja (hombre).

Paquete: 1 Mentira. **2** Exageración.

Paquetero: Persona engañosa, mentirosa.

Parejero/a: Persona presumida.

Pargo: Homosexual u hombre afeminado.

Parle: Reloj de pulsera.

Parquear: Aparcar el automóvil.

Partía (está): Cuando una chica perdió su virginidad.

Partío: 1 Hombre afeminado, homosexual. **2** Estar partío del hambre: Tener mucha hambre.

Partirse: Morirse.

Pasa: Pelo afro.

Pasmao: 1 Estar pasmao: No tener dinero. **2** Ser un pasmao: Persona introvertida, aburrida.

Pasmarla: Morirse.

Pasta: 1 Lentitud, calma. **2** La pasta: Para referirse al dinero.

Pastilla: 1 Persona muy atractiva. **2** Caramelos pequeños.

Patá: Calada o bocanada que se le da a un cigarrillo.

Pata: 1 Estirar la pata: Morirse. **2** Echar tremenda pata: Caminar mucho.

Patana: Embarcación acuática rectangular sin motor.

Patatún: Desmayo, convulsión.

Patín (echar un): Correr, salir corriendo de algún lugar.

Pato: Homosexual u hombre afeminado.

Patón: Persona que no sabe bailar bien.

Pecho: 1 A/al pecho: A pulso, por mérito propio o sin ayuda de los demás. **2** Rompe pecho: Cigarrillos de fabricación casera.

Pedales: Para referirse a los zapatos.

Pedraplén: Vía o camino de piedra hecho en el mar.

Pegar: 1 Pegar la gorra: Quedarse a cenar en casa de alguien. **2** Pegar los tarros: Ser infiel. **3** Pegarse: Relación sexual entre mujeres.

Pegoste: 1 Persona muy insistente. **2** Se le dice al novio o la novia que es excesivamente cariñoso.

Pelandruja: Mujer de mala

apariencia.
Pelao: 1 Persona que no tiene dinero. **2** Para referirse a un lugar que esta vacío. **3** Para indicar que no hay nada.
Pelga: Tipo de jarra de plástico o cartón sin asa.
Pellejo: Película erótica, pornográfica.
Pelotero: Jugador de béisbol.
Pena: Vergüenza.
Penco: Persona cobarde.
Pendejera: Tener mucho pelo, generalmente en la zona genital.
Peo: 1 Pedo. **2** Borrachera. **3** Delirio de grandeza.
Pepillo/a: Persona que viste a la moda.
Percha: Para referirse a un conjunto de ropa.
Pérfilo: Cuchillo.
Perilla: Clítoris.
Permutar: Cambiar una vivienda por otra.
Perol: Para referirse a cualquier automóvil en general.
Perro: 1 Cantidad de $15, en cualquier moneda. **2** Hace un perro: Para indicar que algo sucedió hace mucho tiempo atrás. **3** A otro perro con ese hueso: Se dice cuando no creemos lo que nos están diciendo.
Perrón: Adulador.
Perseguidora: 1 Automóvil de la policía. **2** Se le dice a las esposas o novias muy celosas y controladoras.
Pesao: Orgulloso.
Pesca: 1 Una pesca: Cantidad de $10 en cualquier moneda. **2** Echar una pesca: Dormitar por cortos intervalos de tiempo (mayormente mirando la tele, en reuniones...).
Pescador: Pantalón 3/4 (Pesquero).
Pescao: 1 Un pescao: Cantidad de $10 en cualquier moneda. **2** Chao pescao: Modo de despedirse.
Pescando (estar): Dormitar por cortos intervalos de tiempo (mayormente mirando la tele, en reuniones...).
Pescosón: Golpe en la cabeza con la mano abierta.
Pesetas: 1 Monedas de 20 centavos en pesos cubanos. **2** Dos pesetas: Cantidad de $40 en cualquier moneda.
Pestañazo (tirar/echar un): Dormir por un breve periodo de tiempo.
Pestífero: Persona que come mucho, comilón.
Pestillo: Mujer de mala apariencia.
Petate: 1 Situación complicada o problema muy grande. **2** Discusión, pelea.
Petrolero/a: Persona de raza blanca o mestiza a quien le gustan las personas de raza negra.
Piano: Bofetada, tortazo en la cara.
Picao: 1 El picao: Una situación. **2** Estar picao: Tener mucha hambre.
Picar: 1 Cortar. **2** Pedir algo gratis.
Picazón (quitarse la): 1 Resolver una disputa o discusión pendiente con otra persona. **2** Tener sexo con

P

alguien que nos gusta mucho.
Pichicorto: Pichacorta.
Pichidulce: Hombre promiscuo.
Pico: La boca.
Picúa: **1** Persona egoísta, conflictiva. **2** Golpe con la mano, bofetada.
Picuencia: Cuando se habla con ironía.
Piedra: **1** Piedra fina: Cantidad de $25 en cualquier moneda. **2** Pasar a alguien por la piedra: Tener relaciones sexuales. **3** Tirar piedras: Intentar adivinar una incógnita o resolver una situación. **4** Poner una piedra: Cuando alguien nos ayuda a conquistar a otra persona.
Pieles: Para referirse a las mujeres.
Pierruli (a): Para decir que vamos o llegamos caminando, a pie.
Pila: **1** Grifo o llave de agua. **2** Echar pila: Decirle/contarle algo a alguien.
Pim pam pum : Cama individual portátil, hecha de tubos y lona.
Piñazo: Puñetazo.
Pincha: **1** La pincha: Lugar donde se trabaja. **2** Una pincha: Algún trabajo que se está haciendo o se va a hacer.
Pinchador: Hombre mujeriego, Don Juan.
Pinchar: Trabajar.
Pincho (el): **1** El jefe o la jefa. **2** Persona que ocupa un puesto/cargo alto.
Pinga: **1** Pene. **2** Está de pinga: Para decir que algo está bueno malo, según sea el caso. **3** Ni pinga: Para indicar negación o decir "nada". **4** Vete pa la pinga: Para decir "que te jodan". **5** Por casa de la pinga: Muy lejos. **6** Lejos con pinga: Muy lejos. **7** Tremenda pinga: Algo que está malo, es de mala calidad, no sirve o no funciona. **8** A pinga y palo: Tratar a alguien de manera recia, con dureza y firmeza. **9** Ponerse de pinga: Ponerse insoportable.
Pingal (un): Para referirse a una gran cantidad de algo, cosas o personas.
Pingaloca: Hombre con una vida sexual promiscua.
Pingoleteo (dar un): Tener mucho sexo.
Pingú: **1** Usado por los hombres para reafirmar poderío, hombría, machismo, etc.
Pinguero: Hombre que tiene relaciones sexuales con personas de su mismo sexo, a cambio de beneficios.
Pinguidulce: Hombre promiscuo.
Pingüino: Aire acondicionado.
Pinta: **1** Echar las pintas: Decirle/contarle algo a alguien. **2** Tener tremenda pinta: Para indicar que algo es bueno, agradable, atractivo. **3** Tener pinta de...: Para indicar que algo o alguien se parece a...
Piolo/a: Persona de raza negra o mestiza a quien le gustan las personas de raza blanca.
Pipa: **1** Para referirnos a una barriga grande, generalmente de la mujer embarazada. **2** Camión o tráiler con cisterna de aislamiento térmico.
Pipo: Padre, papá.

Piquera: Parada de taxis.
Piquete: 1 Equipo o grupo de personas. **2** Herida muy grande.
Pira: 1 La pira: Para referirse a la salida del país. **2** Pirarse: Irse, marcharse de un lugar. **3** Voy en pira: Usado para despedirse.
Pirey: 1 Dar pirey: Expulsar, echar a alguien. **2** Coger pirey: Irse de un lugar.
Pisar: Tener relaciones sexuales.
Pista: 1 Coger la pista: Salir para la calle. **2** Calentar la pista: Cuando alguien con sus encantos y comportamiento crea un ambiente de provocación, excitación, lujuria...
Pitar: Desafiar, amenazar o advertir.
Pitear: Sortear quien inicia/juega primero.
Piticlines (los): Para referirse al dinero, en general.
Pitusa: Pantalones vaqueros o jeans.
Placer: Terreno vacío en medio de una zona de viviendas o dentro de la ciudad.
Planazo: 1 Golpe con la parte plana del machete. **2** Planazos: Tragos de cualquier tipo de bebida alcohólica, menos cerveza.
Planchar: 1 Romper una relación de amistad o pareja con alguien. **2** Suspender cierto favoritismo hacia alguien. **3** Cuando se le niega alguna petición o algún servicio a alguien.
Planchas: Flexiones.
Pley: 1 Formar un pley: Formarle un escándalo a alguien. **2** Echarse un pley: Ser testigo de alguna escena llamativa.
Plo: 1 Enchufe. **2** Conectar el plo: Prestar atención, actualizarse. **3** Desconectar el plo: Olvidarse de un asunto, tema o situación.
Plomo: 1 Echar/bajar plomo: Conquistar a alguien. **2** Batido de plomo: Persona muy desagradable.
Pluma: 1 Grifo o llave de agua. **2** Bolígrafo. **3** Para referirse a algo que pesa poco.
Plumón: Rotulador.
Polaquito: Polski, automóvil pequeño de fabricación polaca.
Polín: Hombre o mujer atractivo y de buen cuerpo.
Pollo: Una persona muy atractiva, sexy.
Poma (la): La Habana, capital de Cuba.
Pomo: Botella o frasco.
Poncharse: Fracasar en algo.
Ponche: 1 Perforación en un neumático. **2** Bebida muy popular que se sirve mayormente en las fiestas de quinceañeras. **3** Coger el ponche: Reparar el neumático perforado.
Ponina (hacer una): Reunir dinero entre varias personas para comprar o pagar algo.
Popis: Zapatillas deportivas.
Portañuela: Bragueta.
Postalearse: Lucirse.
Postalita: Persona que aparenta lo que no es.
Posuelo: Fiambrera o tupper.
Potranca: Mujer corpulenta atractiva.

Prendío: 1 Se dice cuando alguien huele muy mal. **2** Se dice cuando alguien está muy borracho.
Presilla: Grapa.
Presilladora: Grapadora.
Prieto: 1 Color negro. **2** Persona de raza negra.
Pru: Refresco preparado con raíces de plantas, encontrado mayormente en las provincias orientales.
Pujo: Algo muy aburrido o desagradable.
Pujón: Persona irritante, fastidiosa.
Pulover: 1 Camiseta. **2** Pulover pinguero: Camiseta muy ajustada al cuerpo.
Punto: 1 Mujer fácil, mujerzuela, golfa. **2** Hombre al que no le respetan. **3** Medio punto: Repisa.
Pura (la): Madre, mamá.
Purito/a: Persona de edad madura, generalmente a partir de los 40.
Puro (el): Padre, papá.
Puyas: Tacones.
Puyitas: Indirectas, insinuaciones.

Q

Quemá/o: Para referirse a una persona "loca".
Quemar: 1 Hacer ejercicios en el gimnasio. **2** Quemar el tenis: Hacer algo con prisa, o hacer algo con mucho esfuerzo. **3** Quemar el cajetín: Insistir mucho en algo.
Queme: 1 Tremendo queme: Un gran esfuerzo. **2** Darle un queme: Usar algo de forma excesiva.
Quijá: 1 Mandíbula. **2** Rompe quijá: Bizcocho denso.
Quilos: Centavos.
Quimbá/o: Para referirse a una persona "loca".
Quimbar: Tener relaciones sexuales.
Quimbe: 1 Precisión, puntería. **2** Un negocio de intercambio.
Quimbumbia: Un juego de 2 o más personas que consiste en batear, fildear y hacer puntos, "similar" al béisbol pero sin correr.
Quitao: 1 Estar quitao: Para indicar que ya no estamos haciendo algo que solíamos hacer. **2** Ir quitao: Irse, marcharse de un lugar.
Quitrín: Carruaje tirado por un caballo.

R

Rabo: Pene.
Rana: Cobarde.
Raspa: Costra de arroz que se pega en el fondo de la cazuela.
Raspadura: Dulce pastoso hecho solamente de azúcar.
Rasquera: Picazón.
Rastra: 1 Camión grande, normalmente con tráiler. **2** Por rastra: Para referirse a una

gran cantidad de algo, cosas o personas.
Rastrero: Camionero.
Rata: Cobarde, miedoso.
Ratón: 1 Cobarde. **2** Ratón de ferretería: Persona muy tacaña.
Rayarse: Masturbarse.
Rebambaramba: Gran alboroto, revuelo.
Recabuchador/a: Persona que espía por las ventanas o rendijas de las viviendas.
Recholata: Fiestón.
Regado (ser un): Persona desordenada.
Reguero: Desorden.
Relajo: Cuando las cosas no se toman en serio.
Relambío/a: Persona descarada.
Rendidor: Adulador.
Repartero/a: Persona de modales callejeros.
Reparto: 1 Barrio o zona. **2** Reparto boca arriba: Cementerio.
Repellar: Pegarse o restregarse mucho a alguien con la parte de la pelvis (puede ser agradable o desagradable según la situación).
Repingal: Para referirse a una gran cantidad de cosas o personas.
Reprendío: Cuando a alguien le gusta mucho una chica, enamorado.
Requetefrito: Estar muy cansado, enamorado, loco, etc.
Requetematao: Estar muy cansado.
Requetemuerto: Estar muy cansado.
Resingar: Molestar, fastidiar a alguien.
Resingueta: 1 Fastidio. **2** Situación desagradable.
Respingar: Romper, golpear, etc.
Retortero (a): Cuando andamos con alguien o algo en todo momento.
Retozar: Jugar, divertirse (mayormente los niños).
Reventao/á: Persona con mucha suerte o muy mala suerte.
Reventar: 1 Reventar la liga: Ganar, alcanzar éxito en algo. **2** Reventar la cara: Golpear a alguien.
Revirarse: Rebelarse.
Ricuranza (una): Cuando algo o alguien nos gusta mucho.
Rifle: 1 Botella de ron. **2** Echarle el rifle: Conquistar a alguien.
Ripiar: 1 Romper algo. **2** Golpear a alguien. **3** Ripiarse con alguien: Pelearse.
Riquera: Cuando algo o alguien nos gusta mucho.
Riquimbili: Bicicleta con pequeño motor adaptado.
Riquísima/o (está): Una persona muy atractiva.
Ronaldos: Tragos de ron.
Rubio (el): El sol.
Rufa: 1 Bicicleta. **2** Deja la rufa: Se le dice a la persona que finge un carácter serio.
Rumbear: Ir de fiesta.
Runrun: Comentario callejero, rumor.

S

Salpafuera: 1 Pelea, discusión, riña. **2** Situación problemática o indecisa.
Salación: Tener mala suerte.
Salao/á: Persona con mucha suerte o muy mala suerte.
Salapastrozo: 1 Persona de malos modales. **2** Persona sucia.
Saltapatrás: Bebida alcohólica de muy mala calidad.
Salvaje: 1 Hombre fuerte, corpulento. **2** Persona que es agradable, correcta, sociable.
Salve (un): Una ayuda.
Sambumbia: Bebida de mala calidad.
Sanaco: Estúpido, imbécil.
Sancocho: Comida para cerdos.
Sangripesao: Persona muy desagradable, fastidiosa.
Sangrón: Impertinente, que molesta mucho.
Santería: Creencia religiosa afrocubana.
Santero: Sacerdote de la religión afrocubana.
Sapo: Persona que interfiere en asuntos o momentos que no son de su incumbencia.
Sata/o: Persona a quien le gusta seducir a otras con sus encantos.
Saya: Falda.
Sayuela: Falda interior.
Seboruco: 1 Piedra grande. **2** Persona poco inteligente.
Señorita: Chica virgen.
Siácara: Expresión que va acompañada de un gesto con la mano indicando liberación corporal de malas energías, espíritus o pensamientos.
Sicatero: Tacaño, mezquino, ruin.
Siete (el): 1 El ano. **2** Cogerle el siete: Tener sexo anal. **3** Nombre de un paso de salsa.
Sigiliao (estar): Ser desconfiado.
Sijú platanero: 1 Búho pigmeo cubano. 2 Se utiliza para decirle a alguien que es muy feo.
Sillón: Mecedora.
Singao: Hijo de puta, mala persona.
Singar: Tener relaciones sexuales.
Singón/a: Persona que le gusta mucho el sexo.
Sirilo: Para decir "sí" (afirmación o reafirmación).
Sirimba: Desmayo, convulsión.
Sirvió: 1 Para indicar que estamos de acuerdo con algo o con alguien. **2** Para decir que algo nos gusta. **3** Para decir "sí" (afirmación o reafirmación).
Sobrino/a: Usado por las personas mayores para dirigirse a los más jóvenes cuyo nombre desconocen.
Socotroco: Persona poco inteligente.
Solapín: Credencial.
Solar: Especie de edificio con numerosos cuartos o pequeños apartamentos, que en su mayoría comparten patio, cisterna de agua, etc.
Solaváya: Expresión de asombro.
Solivio: El sol.

Sonao: **1** Algo que es muy bueno, agradable. **2** Algo que va muy rápido.
Sonso: Lento, estúpido.
Sopenco: Persona cobarde.
Soplamoco: Niño/a o persona inmadura.
Soplao: Persona o algo interesante, agradable.
Soruyo: Se le dice al portador de algo prestado.
Suave: **1** Despacio. **2** Cógelo suave: Tómatelo con calma. **3** Dale suave: Ve o hazlo despacio.
Sulfatarse: Enfadarse.
Superbús: Tipo de transporte público híbrido entre camión y bus.
Surna (echar una): Dormir.
Surnar: Dormir.

T

Tabaco: **1** Cigarro o puro. **2** Mentira.
Tabla: **1** Una tabla: Cantidad de $100, en cualquier moneda. **2** Cara de tabla: Desvergonzado. **3** Tener tabla: Persona con tacto.
Taburete: Silla rústica sin brazos, revestida de cuero.
Tacasillo: Calzoncillos.
Tachino: Rodajas gruesas de plátano verde hervidas, aplastadas y fritas.
Taco: **1** Persona muy inteligente. **2** Béisbol callejero.
Tacos: Zapatos.
Táfata: Se usa al hablar para sustituir una acción (mayormente golpes) sin dar mucho detalle.
Tafia: **1** Robo, hurto. **2** Meter una tafia: Colarse, mejorar algo o una posición usando la astucia o el forcejeo.
Talego: Prisión.
Talla: **1** Determinado asunto, tema o situación. **2** Estar en talla: Estar saludable, listo, preparado o al corriente de una situación/algo. **3** Tremenda talla: Para indicar que algo es bueno, agradable, atractivo. **4** Romper una talla: Iniciar una conversación, hablar.
Tambor: Festividad de la religión afrocubana.
Tángana: Rabieta, perreta.
Tanque: **1** La prisión. **2** Estar en el tanque: Estar en la prisión. **3** Tanques: Cervezas. **4** Echarle algo al tanque: Comer. **5** Llenar el tanque: Comer.
Tarajallúo/a: **1** Persona muy alta. **2** Se le dice a alguien que ya está muy mayorcito para hacer tonterías como un niño.
Tareco: **1** Automóvil viejo y/o en malas condiciones. **2** Objeto inservible. **3** Mujer de mala apariencia.
Tarrallazo: Un golpe físico o psicológico.
Tarros: **1** Cuernos. **2** Aguanta tarros: Cornudo/a. **3** Pegar tarros: Ser infiel.
Tarrú/a: Cornudo/a.
Tavo: Chivato, soplón.
Tayuyo: Tamal.
Techo: **1** Cualquier tipo de sombrero o gorra. **2** Techo de

placa: Techo de concreto o cemento. **3** Salir por el techo: Ser descubierto, despedido, etc.
Teipe: Cinta adhesiva.
Temba: **1** Persona de edad madura, generalmente a partir de los 40. **2** Disco temba: Discotecas donde ponen música antigua, mayormente de la década de los 60 hasta los 90.
Templar: Tener relaciones sexuales.
Teque: **1** Conversación muy larga y tediosa. **2** Hablar mucho o muy seguido de algo.
Termo: Camión o tráiler con cisterna de aislamiento térmico.
Tibol: Orinal.
Tigre: Socio, amigo.
Timbales: Testículos.
Timbiriche: Tenderete, puesto comercial móvil pequeño.
Timbrazo (dar o recibir): Hacer o recibir una llamada telefónica.
Timbre: Pistola o revólver.
Timón: Volante.
Tin (un): Muy poca cantidad de algo.
Tinglao: Lío, desorden, alboroto.
Tingola: Golpe con los dedos.
Tinguaro (un): Muy poca cantidad de algo.
Tiñosa: **1** Ave carroñera. **2** Para referirse a algún problema. **3** Persona que nos trae mala suerte. **4** Tarea muy difícil de cumplir.
Tío/a: **1** Mi tío/a: Para dirigirse a personas mayores cuyo nombre no conocemos. **2** Tío/a político/a: Es la pareja de nuestros tíos/as.
Tipazo: Hombre atractivo y de buen cuerpo.
Tirador: Hombre que se masturba en la calle.
Tirar: **1** Masturbarse. **2** Tirar la toalla: Encubrir, proteger a alguien de algo. **3** Tirar un pasillo: Bailar. **4** Tirar un salve/cabo: Ayudar a alguien en cierto modo. **5** La tira buena: Persona muy buena haciendo el amor.
Titingó: Riña, problema o alboroto.
Tizón: Persona de raza negra, de piel muy oscura.
Tocao: **1** Para indicar que algo es bueno, agradable, atractivo. **2** Persona que es agradable, correcta, sociable.
Tocaron (lo/la): Para decir que “le fueron infiel”.
Tolete: Pene.
Toletes: Dinero.
Tonga (una): Para referirse a una gran cantidad de cosas o personas.
Tongón: Para referirse a una gran cantidad de cosas o personas.
Tope: **1** Similar a una blusa pero sin tirantes. **2** Llenar hasta el tope: Llenar hasta arriba.
Toque: **1** Tener tremendo toque: Para indicar que algo es bueno, agradable, atractivo. **2** Calada o bocanada que se le da a un cigarrillo. **3** Toque de tambor: Festividad de la religión afrocubana.
Torear: Localizar a alguien, controlar en cierto modo lo que alguien hace.

Toro: Hombre fuerte, corpulento.
Tortilla (hacer): Sexo entre mujeres.
Tortillera/s: Lesbiana/s.
Tostá/o: Para referirse a una persona "loca".
Tostones: Rodajas gruesas de plátano verde hervidas, aplastadas y fritas.
Tota: Órgano sexual femenino.
Totí: **1** Especie de mirlo. **2** Persona de raza negra, de piel muy oscura.
Tracatán: Adulador.
Trágico: Persona que cambia de parecer frecuentemente, inconformista, "conflictiva".
Trajinar: Hacer gestiones cotidianas, trabajar.
Trampa (un): Estafador, mentiroso.
Tranca: **1** Pene. **2** Palo grande. **3** Una tranca: Persona que es agradable, correcta, sociable.
Trancabuche: Bizcocho denso.
Trancarse: Enfadarse.
Trapalero: Persona engañosa, mentirosa.
Trapichante: Negociante.
Traqueteo: Pelea, discusión, riña.
Trastazo: Un golpe físico o psicológico.
Traste: **1** Automóvil viejo y/o en malas condiciones. **2** Persona sin principios. **3** Objeto inservible.
Traya: Cadena de cuello.
Tren (un): **1** Hombre fuerte, corpulento. **2** Mujer corpulenta atractiva.
Trigueño/a: Persona de piel morena, con el pelo color negro y lacio.
Trompá: Puñetazo.
Trompeta: Chivato, soplón.
Trompón: Puñetazo.
Tronar: Castigar, sancionar a alguien.
Troncúa/o: Persona alta y muy corpulenta.
Trova: **1** Conversación muy larga y tediosa. **2** Hablar mucho o muy seguido de algo.
Trozao (estar): Tener mucha hambre.
Trusa: Traje de baño.
Tubo: **1** Motocicleta. **2** Pene. **3** Dar tubo: Tener sexo.
Tuerca: **1** Anillo. **2** Lesbiana. **3** En remanga la tuerca: Para indicar que un lugar está muy lejos.
Tumbao: **1** Es la forma particular en que alguien baila. **2** Estilo propio en que alguien vive su vida.
Tumbar: **1** Quitar algo de donde está. **2** Terminar o cortar una relación con alguien. **3** Tumba eso: Para decir "olvídate de eso". **4** Robar.
Tumbe (un): Robo.
Tupamarus: Cigarrillos de fabricación casera.
Tupe: Mentira.

T

V

Vacilar: Mirar con mucha atención y deseo a alguien o algo, mayormente mujeres/ hombres.
Vacilón: 1 Divertirse. **2** Es un vacilón: Algo fácil de hacer. **3** Meter un vacilón: Divertirse.
Vagón: Carretilla de albañilería.
Vaicicol: Bicicleta.
Vale (el): El recibo, comprobante.
Vara: 1 El Vara: Varadero. **2** Vara de pescar gato: Persona muy delgada.
Vejigos: Niños/as.
Velorio: Velatorio.
Vená/ao: Cornudo/a.
Venirse: Tener un orgasmo, eyacular.
Verdeolivo: Color verde oscuro, generalmente usado en la ropa militar.
Verdes (los): Dólares americanos.
Viandas: Tubérculos en general.
Vidrios: Gafas o gafas de sol.
Viejuco/a: Viejo/a, abuelo/a.
Viento: Un pedo.
Villalla: Niño/a súper intranquilo/a, pícaro/a.
Viola (la): La bicicleta.
Virarse: Derramarse, verterse.
Vista: 1 Fuera de vista: Persona desagradable. **2** Fuerza de vista: Se dice cuando alguien utiliza su mirada para expresar algo, mayormente seriedad o "intimidación".
Voladera: Borrachera.
Volao: 1 Estar volao: Estar borracho o drogado. **2** Volao del hambre: Tener mucha hambre. **3** Está volao: Para indicar que algo es bueno, agradable, atractivo. **4** Está volao: Estar muy molesto, enojado. **5** Es un volao: Persona muy inteligente.
Vuele: Borrachera.

Y

Yuma: 1 La yuma: Para referirse a USA. **2** Los yumas: Para referirse a los extranjeros.
Yayai: Herida pequeña o lesión infantil.

Z

Zapingo: Persona a la cual le damos poca importancia o valor.
Zepelín: Algo o alguien que va muy rápido.
Zunzún: Colibrí.
Zunzuncito: Colibrí.
Zurdo: 1 Persona que no sabe bailar bien. **2** Persona torpe.
Zafra (hacer): Hacer u obtener mucho de algo.
Zangandongo: Para referirse a algo o alguien de gran tamaño.
Zángano: Holgazán.
Ziper: Cremallera.
Zoquete: Persona arrogante, altanera.

DICCIONARIO

Sabemos que es muy difícil abarcar todas las palabras utilizadas por los cubanos, porque cada provincia y región utilizan diferentes expresiones y jergas, por lo cual seria de gran ayuda que aportaras la jerga de tu provincia o región para las siguientes ediciones, cuando nos escribas no olvides poner tu nombre completo para agregarte a nuestra lista de colaboradores que aparecen en la página 67 del diccionario. Te esperamos.

Escríbemos a

realargotdecuba@gmail.com

También Disponible en Amazon

Te ayudará a mejorar la comunicación con tu pareja o amigos de origen cubano. Garantizado.

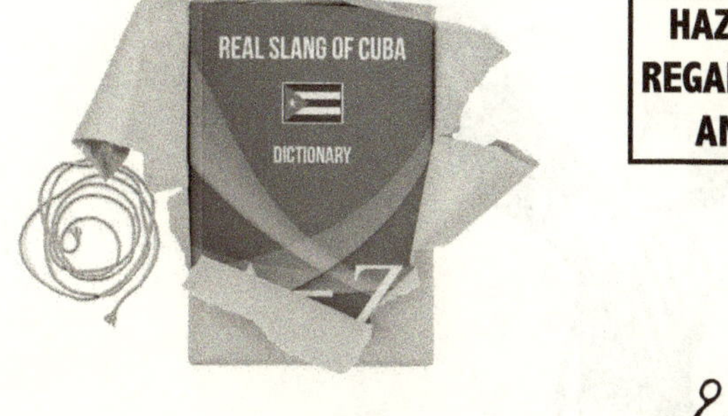

HAZLE UN REGALO A UN AMIGO

Complete this coupon and return with ($5.00 x 1 Ud.) plus $3.95 shipping & handling (Total $8.95)

Mail To: MUNDO B.R.A.G. LLC / VISTA OESTE NW, SUITE E-1021, ALBUQUERQUE NM 87120.

☑ **REAL ARGOT DE CUBA - DICCIONARIO.** ☑ **1 UNIDAD.** ☐ SPANISH ☐ **1 UNIDAD.** ☐ ENGLISH

Name ______________________

Address ______________________

City ______________________

State ______________ **Zip** ______________

Orders can be delivered within the (U.S.A. - Canada - Mexico) only. Allow 2 to 4 weeks for delivery.

Limit of 2 books per shipment. Make check payable to MUNDO B.R.A.G. LLC.

For more information please Call FREE at (805) 301-2050. Email: info@elcubanitomagazine.com

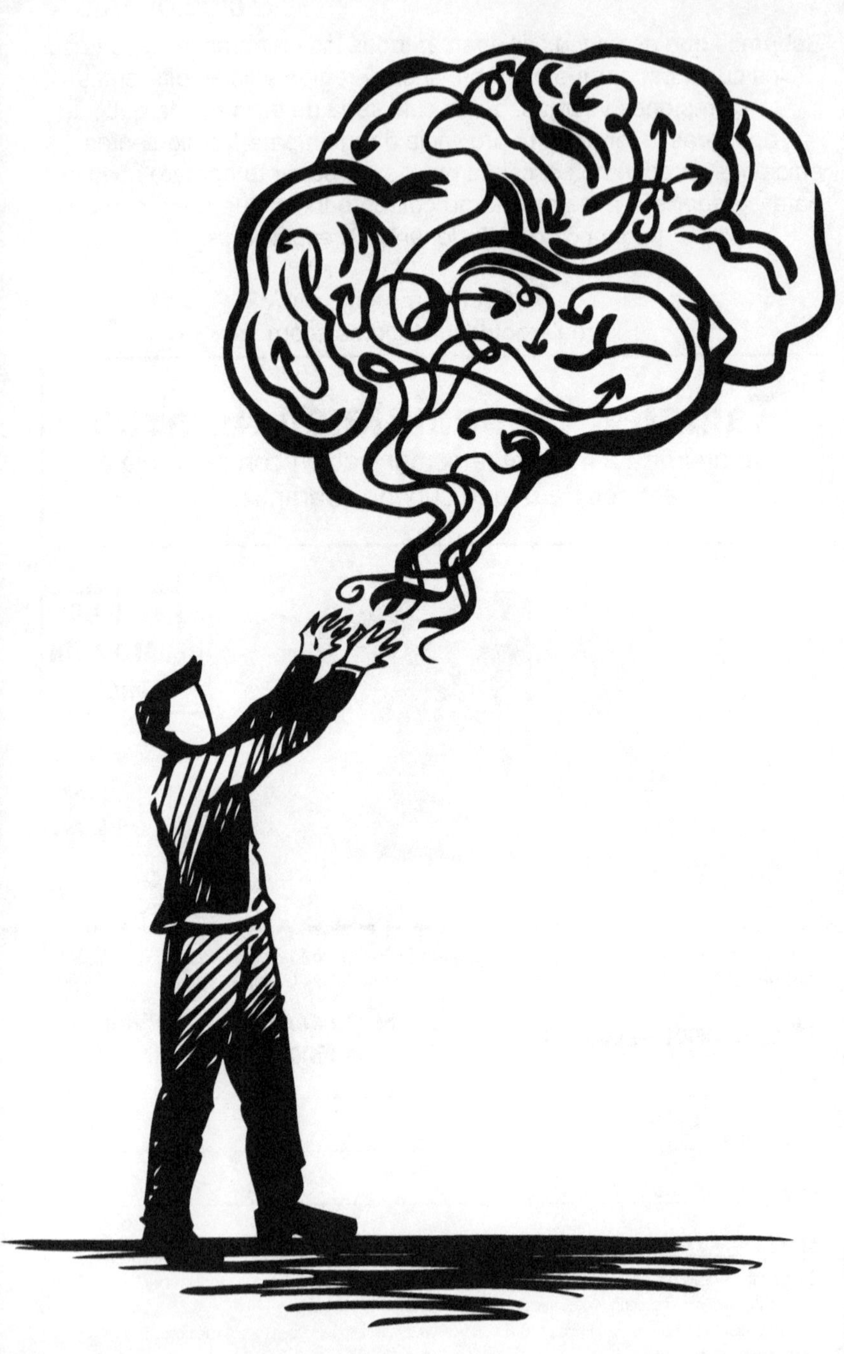

RESPUESTAS

RESPUESTAS CORRECTAS

1 - c
2 - b
3 - c
4 - b
5 - b
6 - b
7 - a
8 - a
9 - c
10 - b
11 - b
12 - b
13 - a
14 - b
15 - c
16 - b
17 - b
18 - a
19 - b
20 - b
21 - a
22 - c
23 - a
24 - b
25 - a
26 - b
27 - b
28 - c
29 - c
30 - b
31 - a
32 - c
33 - a
34 - c
35 - a
36 - c
37 - b
38 - b
39 - c
40 - b
41 - b
42 - c
43 - b
44 - c
45 - b
46 - a
47 - b
48 - c
49 - b
50 - b
51 - b
52 - c
53 - b
54 - c
55 - b
56 - a
57 - b
58 - a
59 - c
60 - c
61 - b
62 - a
63 - a
64 - b
65 - c
66 - b
67 - b
68 - c
69 - c
70 - b
71 - c
72 - b
73 - a
74 - b
75 - c
76 - c
77 - b
78 - b
79 - c
80 - b
81 - a
82 - b
83 - c
84 - c

PALABRAS OCULTAS

1

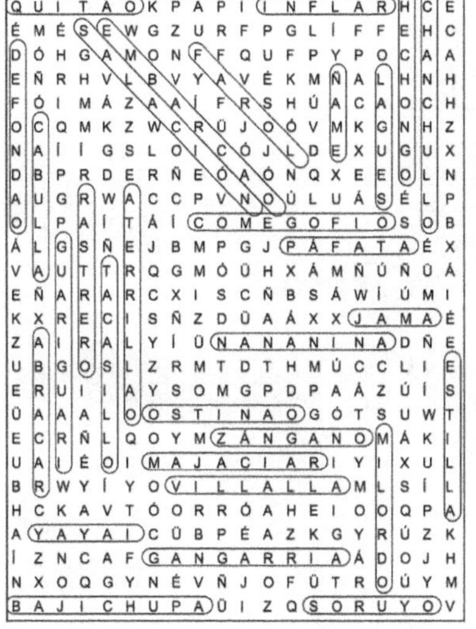

2

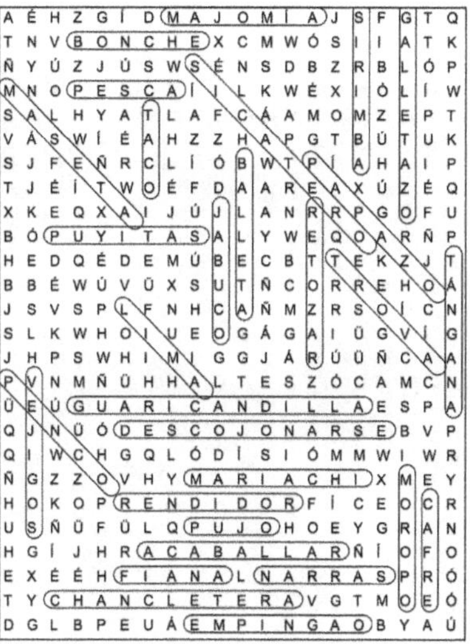

3

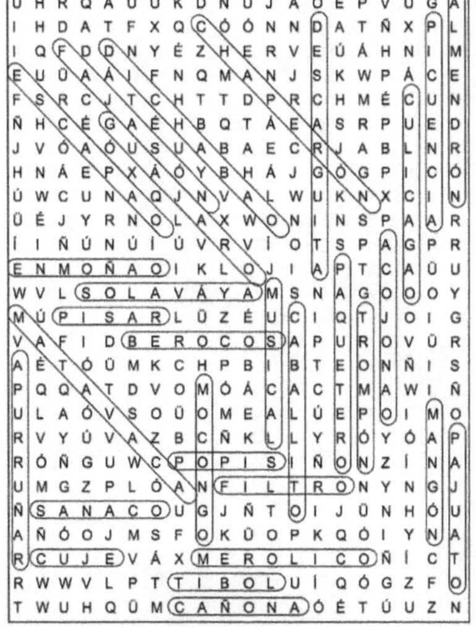

4

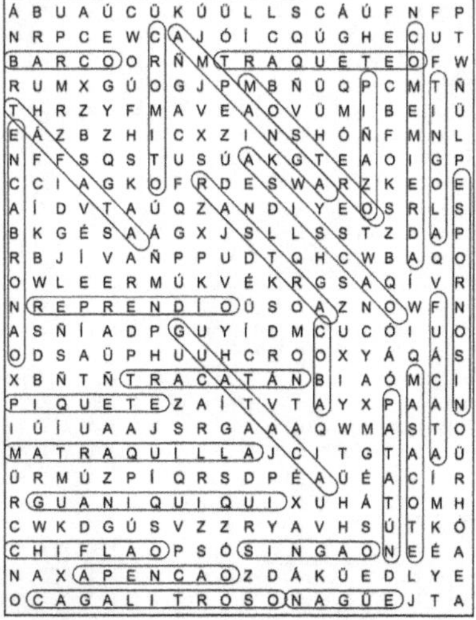

RESPUESTAS

PALABRAS OCULTAS

5

P G M A N I C H E A R Ú Ñ Ú S R A F T H
H A U I G I L B C T J G D X P J F I V C
O V T A Y V É W U W E F E J P I J Ñ É W
M H W Ó R O É Q R Ó V T S H Q Ó É E R W
N T Q G N O M M R Y O C C M C M I S É J
Y A H E J E S L A I S C A E G Á C C É Á
O I G Ó S Ó V O L Y O H S C R C O P W C
S H O Ü R C Á J O E Ü A C A Y F M V W H
G J C U I O A W L É Ó R A N I I E M K O
A G W A Í T H C H N Y D R I É J B U J L
Z O H U N G O S H Ü J O A Q O P O E Á A
N J A R W A Ü S D A W F R U R K L L I L
A A B C Ü Ü K K O F O J S E É S A E E Q
T M É A A M B I A Q I X E R Ü P I R Ü F
Ó A I M Ü E N X Ü Ü V Ñ N O R I U O Ü E
N L P A M L J I R I B I L L A Ó É B Á I
Ú I A J L E M X Y V Q A K B G E J P M J
Í C P Á Á B O Q U E T E R O Ñ Ñ R P M Y
N H I N K Ó A Í L B A Y U S E R O Q N D
Q E R O É G É Ó B U R U N D A N G A A I
Ú H R A L A O Q P N Ó É Q X X Y M H G T
B G I C Ü O T T Y T O N Z R K N W Y U V
Ñ M Q F J X Z C A S U E L E R O P L A W
P V U C Ú U R P E L A N D R U J A S J J
Ñ U I M O L O T E R A Ú É M Ü I R R E K
Á J Z V Ü P Á Z Q P E S C O S Ó N H E E

6

Í Ñ S Y R Í L C L G C Á U E R M Í Ú G Q
Í F A J A R S E E L C O C O T A Z O Í W
Y M Í Á D V Ü E M Í P B F Ó E S T U Ú L
G Q U U N E V V K Ú I J I O R C F V P D
Z E Z X K Ú S K U R N X T C U W R G E W
G G Z Q O L X P S P G Z A A N A K V S I
C Ü I I E A W R E A Ú P S M R T É T C Q
Y E M B O L L A O L L N Í B U Z É Ú A G
C Q Á L Á N V O É U O V Z O N Í J Ú N T
H P H J I J N A O L U T E L J Z D C D B
E A Ñ K P C A S I N O J E O K N A T O V
O R A T A P I Ñ A O Á Í B X B L T Ü C Í
O E O Z G Ñ A Ó É K P Ñ I E I Y F M A É
Ú J Á R U P I N T A Z Q W M M W Í C X E
U E K K N W X V Ó M E Á H K P B R E G A
É R Y O X B R E T E E S R Á Ú Í É O E U
L O T N Z R E B A M B A R A M B A T J M
Í M A T E U S B A S E R E P I A N O A O
F I I E Ó M E C Á N I C A A C Ú X E R J
V I Ñ Z K M Ó R E C H O L A T A H S T O
E J A H Í Ü X M E C H A O K Ñ Z D E E N
O K E M B A R A J A R M V Í T E O K R E
Z P O N I N A K G D Í V M C U Ü B Z A R
Y D M W N É S O C O T R O C O V G I S O
B N X O R H F V I R Í N Í T W I E Ú Ú G
J K G U A R A P I T O S I G Ú M N A L N

7

D L W Ü Ó V V E R E S I N G A R R Q B R
H Y I T C Ú K B É W K Ü T A R E C O E Á
J X É S R W P U S R M S H S P T A J R G
Ú C C A S W A R P P A C H U P Ó N E R B
M A I N O U L U D T J E Ó Ú E A I V E É
O M A G P U A J Z I A A Ñ Ú S Ü E Z A T
N E G R L M R Ó Y N D T D Z T V M U R R
J L K Ó A Q W N E G E I N Ü Í J B F S A
A L Ñ N M S D Í P L R M L Í F K U D E P
B O D S O C N A G A O B Z Ñ E G L M Ó A
G S V L C P S S Y O G I M L R Y L E C L
C O Z D O K M Z Ñ I G R K Ñ O Z A R Ü E
C P M A T U N G O R U I Ñ I M F O F Q R
O E Ó D E É Ó Z F W A C Z Q N V Q A U O
J N Á E S Ñ T Ú W E T H V E N I R S E M
O C L Ó M Ó E Ü Z G A E Ú C M U M Ñ Í T
N O A Ü M Í Y É E C C Ú Q Ñ L M U T D P
Ú S A L Ú X N A T H Ó R U F Í H É Z G I
Y A N D I N A Ó M N N Í I Ó H Á H M K N
K W W L E Á Ó Í Z O U T T É N J F W É C
A Ñ R F O R R A O T Ú L R J U Ü W S M H
K E Í Í E Ó B Z Ü A A Q Í O Q T G V S A
Z A P I N G O Z S Q S A N R O Á G O Ú Ü
U X U Ú K C U M B A N C H A Y X Q M Á W
O Ü P O S T A L E A R S E W U U Ñ L Y É
G Z O K T E M B A N M E Ó M Ñ O I N B O

8

K C O R U W V S G L G K F J F M L Ú Y W
S J O Ó E Q Q Ñ M T S É O V A U Y Ü K J
O K T M Ú P U P D C Á L R Ó A F L Í J S
S F R L R Ñ I Ú Y F B U C Ú É Q Ñ A U Ü
A D A O A J M N C Ú Ü R E L A J O G G Ó
L Ü S T A Q B N G A Q Í R I Ñ Z Ñ I Ó K
A O T Z R X A L K A T C H U W O C V K G
O U E D W A R N Ó Ó L A S O T Q L I W U
W R Y T E F B T G N V D O A É U É O É A
K F E D I M Ñ A E R S R Q Y G E Z L A R
Z M L T G M B Á N T Ú C Y Ñ Ú T E A F A
Z U T C O G B A D C G Ü H A É E S Z G C
Ü A R P A R F A R R A R U I É É W Ñ Í H
Q J W D C M T Ü L A A R Y F V V I T E E
É X X V O V P E O E C E V Í A A S O L R
I M O N A D A A R Q S U H Ó F E V N O O
Y U M A T É Ñ X N O D T T J D R C G X B
H É F F W L S W Ü A I Y S E É V Z A W U
J E N Ú L L T É J L Ú C O W Y É Ñ M H R
B X Y V Y D E S C O N C H I N F L A O U
P D K Ó K Y B T R A P I C H A N T E C M
V Ó C I R Z A H T B W U Ñ Ü N Q O C F B
U J Z N T V Ú É Ü M A T E M A N G O Ñ A
V G M É M U E L A M Ó F L Í P A R L E Á
P N Z T A Í P T E Y Ü C O N S O R T E V
O E K G A N D I N G A R R P E R O L N L

PALABRAS OCULTAS

9

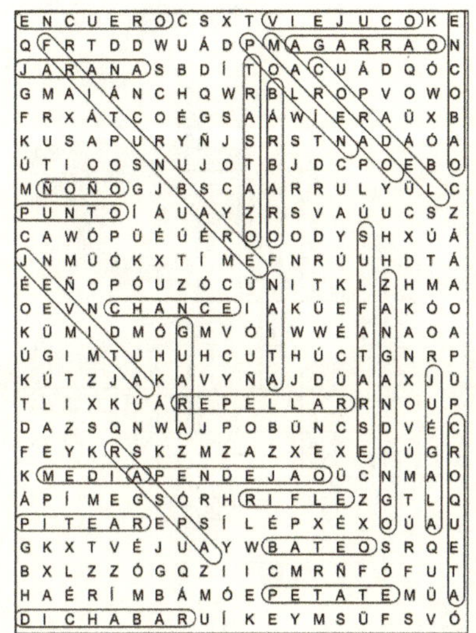

10

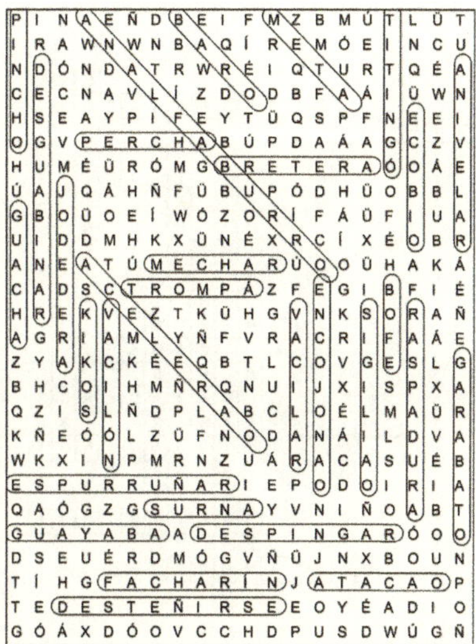

CRUCIGRAMAS

1

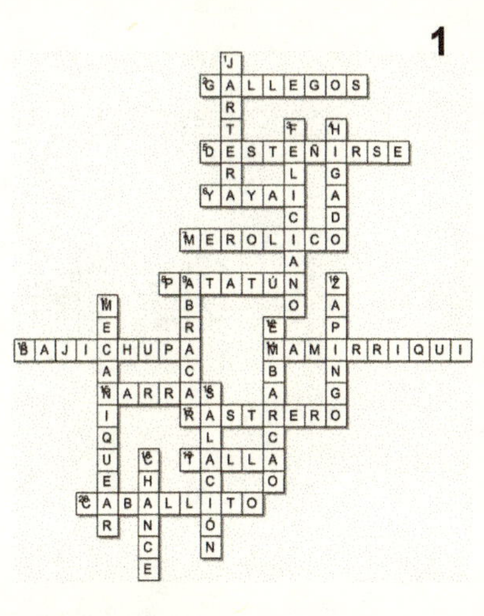

2

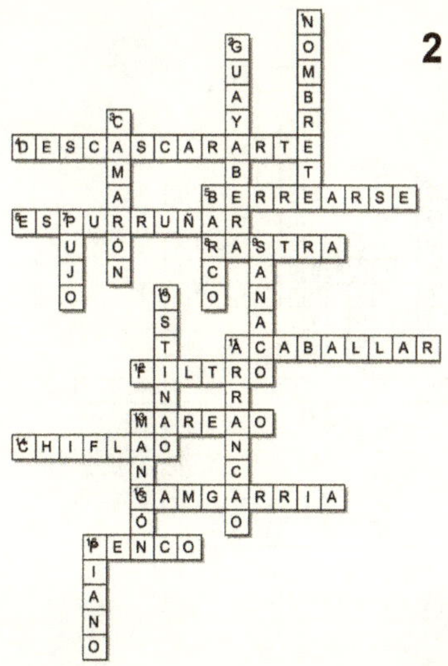

RESPUESTAS

CRUCIGRAMAS

3

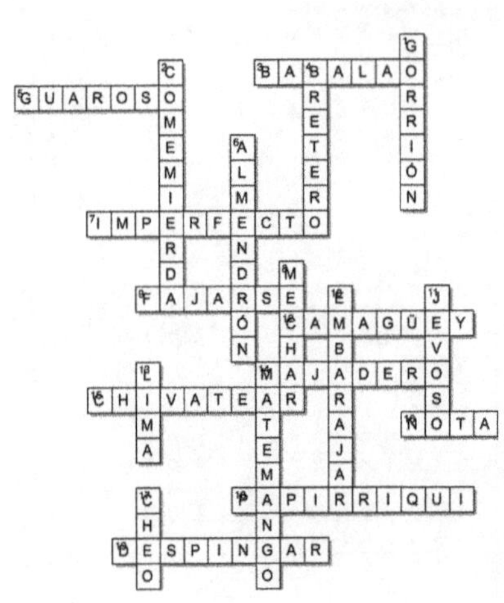

4

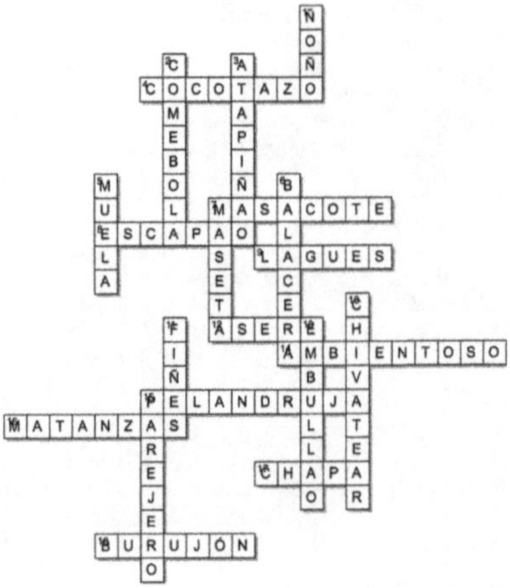

5

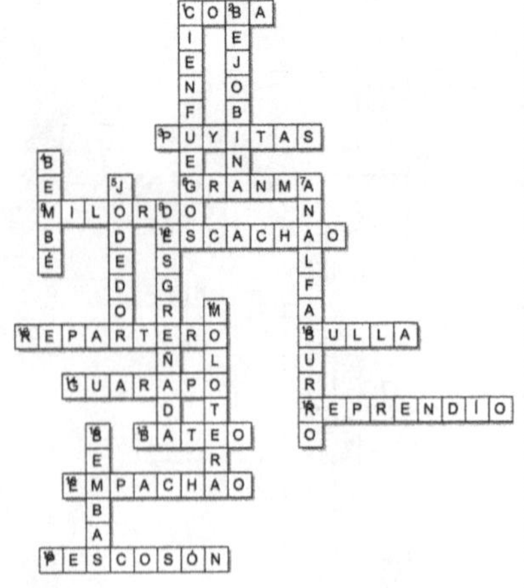

6

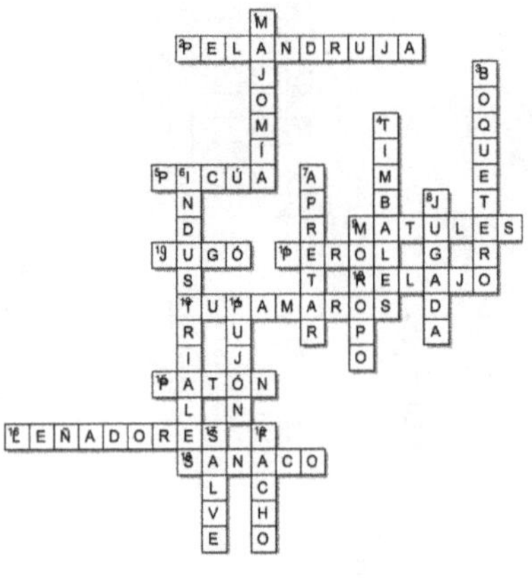

CRUCIGRAMAS

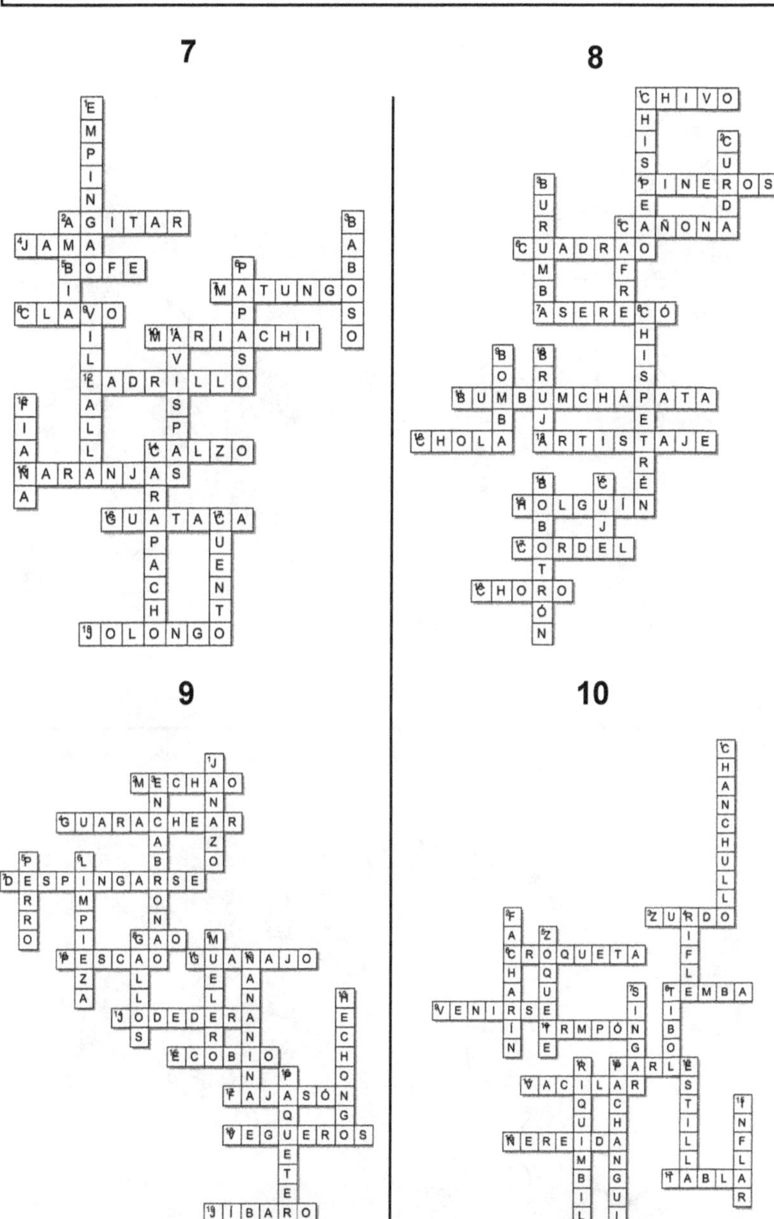

10 DIFERENCIAS

1

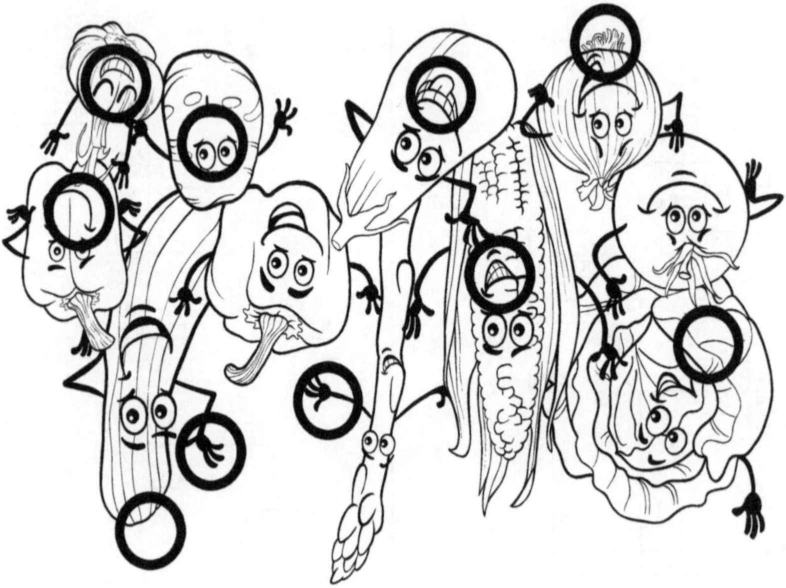

2

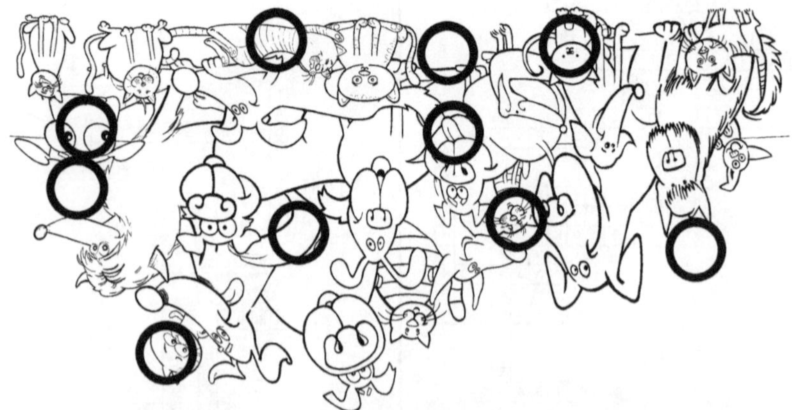

10 DIFERENCIAS

3

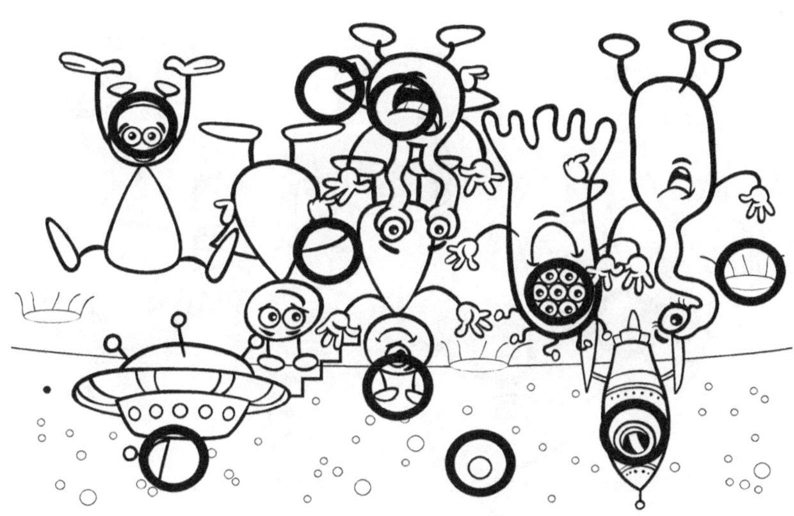

4

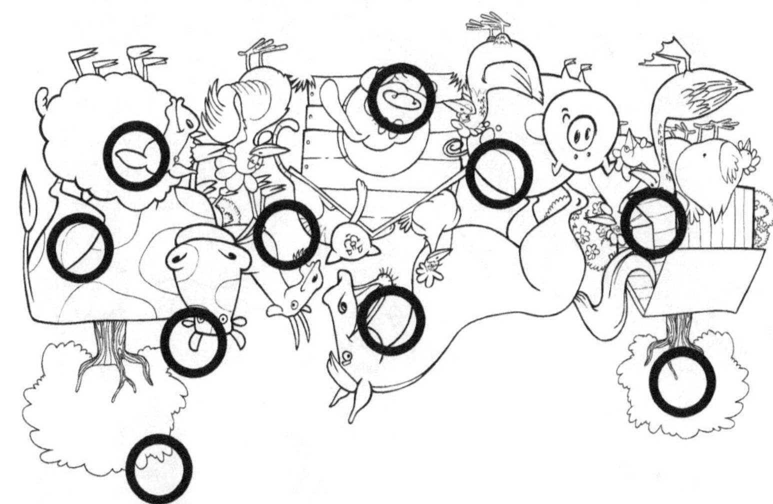

10 DIFERENCIAS

5

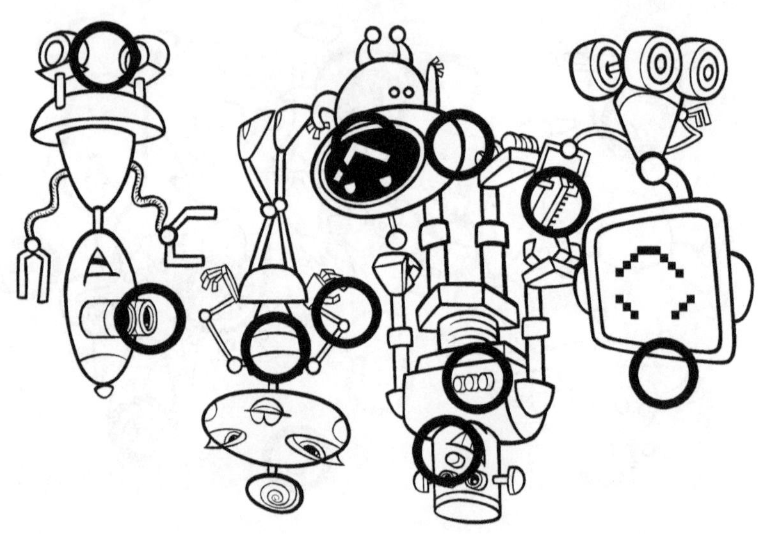

6

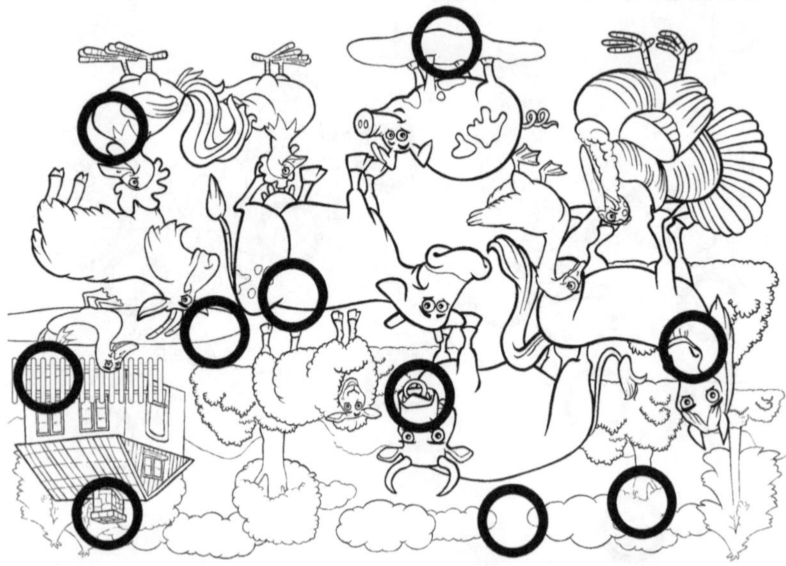

10 DIFERENCIAS

7

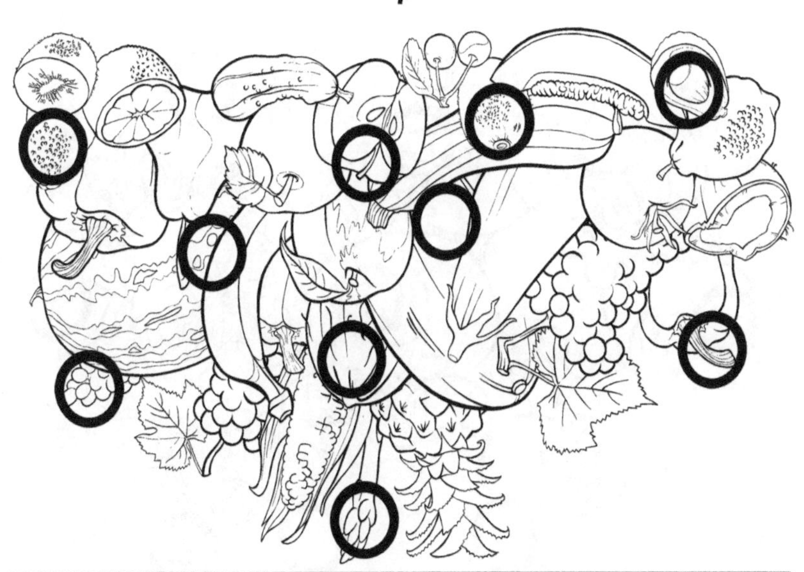

8

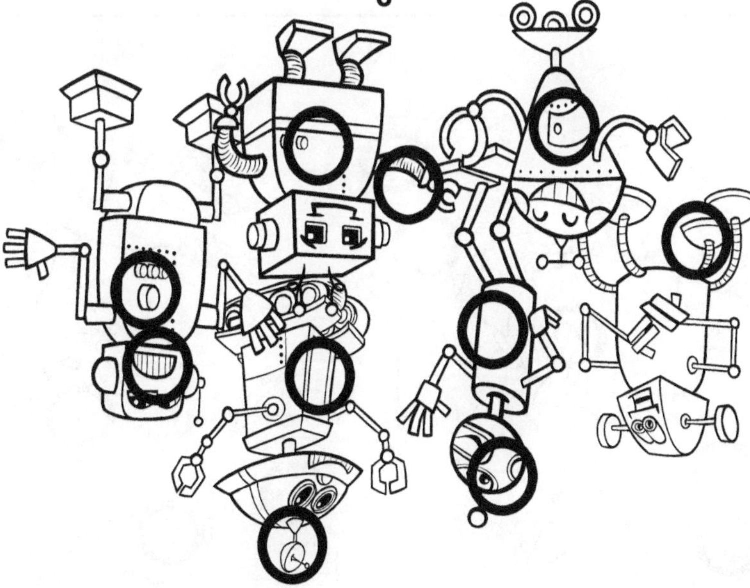

10 DIFERENCIAS

9

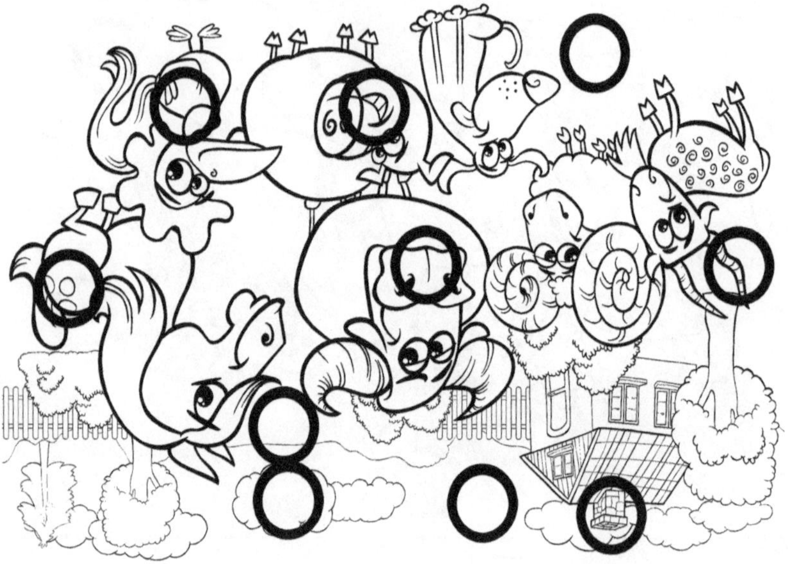

10

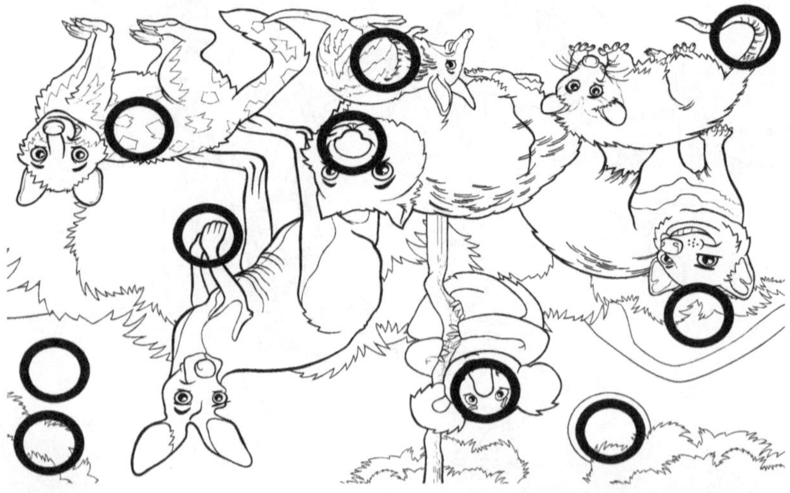

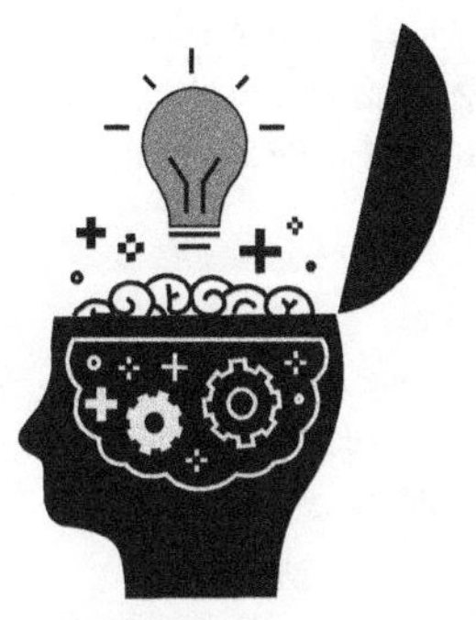

TOMA ACCIÓN Y ...

1. MANTENTE ACTIVO
Si realizas ejercicio físico a diario segregas dopamina, además de mantenerte en forma, reducir el nivel de actividad fisiológica que se asocia al estrés, la ansiedad o la ira y por tanto aumenta tu bienestar personal.

2. DESCANSA
Descansar entre 7 y 9 horas diarias, eso mejora el rendimiento físico e intelectual y reduce la probabilidad de que aparezcan algunos problemas físicos y psicológicos.

3. COME BIEN
Si eliges bien los alimentos de tu dieta, limitando las grasas, los azúcares, el alcohol, aumentando el consumo de productos frescos, como las verduras, las frutas, las legumbres y los pescados azules.

4. VIDA SOCIAL
Cuidar y mantener las relaciones con otros o iniciar nuevas relaciones son de ayuda para ciertos problemas como la ansiedad o el estrés, evitan el aislamiento y mantienen más activo nuestro cerebro.

5. DIVIÉRTETE
Dedicarte tiempo para realizar alguna actividad placentera, solo o en compañía de otros,
te permite mejorar tu estado de ánimo. Si estás contento sabrás gestionar las responsabilidades diarias como laborales o familiares de una forma mejor.

6. RELÁJATE
Disfrutar de un baño de espuma, de un paseo por la playa o de la música que te gusta, siempre según tus gustos, esas cosas pueden conseguir que reduzcas tu nivel de estrés.

7. PONTE RETOS
De esta manera, te comprometes y adquieres un hábito, y poco a poco añades retos y nuevas metas a tu día a día. Las pequeñas victorias te aportarán una gran satisfacción. No te pongas metas inalcanzables o demasiado grandes al principio.

www.ingramcontent.com/pod-product-compliance
Lightning Source LLC
Chambersburg PA
CBHW031128020426
42333CB00012B/283

* 9 7 8 1 9 4 7 4 1 0 0 6 0 *